PRÉCIS PHYSIOLOGIQUE

SUR

LES COURBURES

DE

LA COLONNE VERTÉBRALE.

Imprimerie
de A. Barthélemy,
rue des Grands-Augustins, n° 10.

PRÉCIS PHYSIOLOGIQUE

SUR LES COURBURES

DE LA

COLONNE VERTÉBRALE,

OÙ

EXPOSÉ DES MOYENS DE PRÉVENIR ET DE CORRIGER

LES DIFFORMITÉS DE LA TAILLE,

PARTICULIÈREMENT

CHEZ LES JEUNES FILLES,

SANS LE SECOURS DES LITS MÉCANIQUES A EXTENSION ;

PAR C. LACHAISE,

DOCTEUR EN MÉDECINE DE LA FACULTÉ DE PARIS, MEMBRE DE LA SOCIÉTÉ DE
MÉDECINE-PRATIQUE DE LA MÊME VILLE, CORRESPONDANT DE LA SOCIÉTÉ DES
SCIENCES, ARTS ET BELLES-LETTRES DE MACON, ET DE L'ACADÉMIE DE CAEN, etc.

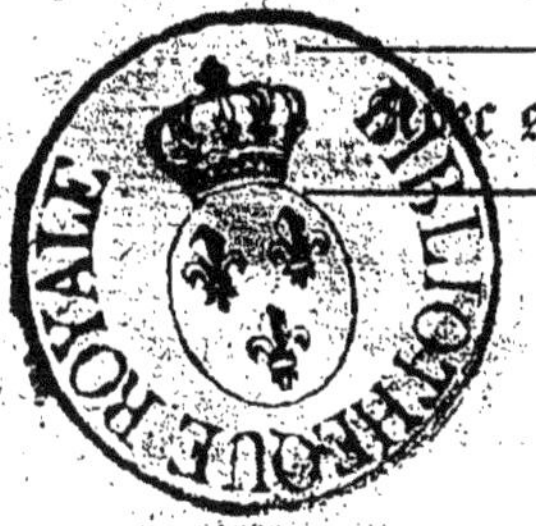

Avec six Planches lithographiées.

PARIS,

VILLERET ET Cⁱᵉ, LIBRAIRES-ÉDITEURS,

RUE DE L'ÉCOLE DE MÉDECINE N° 13.

1827.

AVANT-PROPOS.

———

Trop long-temps le jouet d'absurdes hypothèses ou d'une aveugle routine, l'art de guérir a été ramené de nos jours à cette marche sage et lumineuse qui, depuis près d'un demi-siècle, a consolidé les progrès de toutes les sciences physiques. Etudier avant tout la structure et les fonctions des organes, observer les phénomènes qui accompagnent les maladies, s'élever de là à des vues sur le siége du mal et la véritable manière d'agir des causes qui l'ont déterminé, en déduire par le raisonnement des conséquences pratiques, soumettre ces dernières à une expérimentation prudente, n'employer enfin un traitement empirique que lorsque toute médication physiologique a échoué; voilà la méthode recommandée par les réformateurs de la médecine, et suivie par tous ceux qui veulent, dans l'une ou l'autre des deux branches de cet art, seconder l'heureuse impulsion qu'il vient de recevoir.

Mais s'il est vrai que la médecine a eu cela de commun avec la plupart des autres sciences, que ses progrès ont été d'autant plus rapides qu'on a posé d'une manière plus fixe les principes qui devaient lui servir de base, elle a cela de particulier, que tous les avantages qu'on est en droit d'attendre de son perfectionnement ne seront bien sensibles que lorsqu'on sera parvenu à appliquer aux différens points dont elle se compose les principes de la science tout entière. Jusque-là, toutes celles de ses parties qui n'auront pas été soumises à un examen rigoureux, deviendront infailliblement la proie d'ignorans empiriques et d'audacieux charlatans, qui abuseront de la crédulité publique au point de donner leurs théories absurdes comme le résultat des progrès de la médecine, et dont les procédés dangereux feront autant de mal que les parties de l'art réellement perfectionnées peuvent produire de bien.

L'orthopédie, qui a pour objet de prévenir et de corriger les différentes difformités dont le corps est susceptible, est une de ces parties qui sont restées le plus en arrière du point d'avancement auquel l'art est parvenu de nos jours. Presque entièrement abandonnée aux bandagistes, c'est-à-dire à des mécaniciens, pour la plupart, dépourvus de toute espèce de connaissances physiologiques, elle forme un contraste choquant avec les autres parties de la chirurgie, dans le domaine de laquelle elle rentre plus spécialement, et elle ne sortira de l'obscurité dans laquelle elle se trouve plongée, que lorsque les médecins, se pénétrant bien de son importance et de son étendue, reconnaîtront enfin qu'il appartient à eux seuls de chercher à apprécier les causes de chaque espèce de difformité, et, de déterminer les véritables moyens qu'il convient d'employer pour la faire disparaître, et qu'ils obligeront par là le bandagiste, lorsque son secours sera jugé nécessaire, à ne s'occuper que de la construction des machines qui atteignent le mieux le but qu'ils auront assigné. Alors seulement l'orthopédie, s'appropriant tout ce qui, dans les découvertes des physiologistes modernes, peut lui être applicable, suivra l'essor imprimé à toutes les autres branches de l'art, et on verra disparaître ce préjugé ridicule, qui a porté jusqu'à présent tous les médecins qui se sont occupés du traitement des difformités, à croire qu'ils ne pouvaient gagner la confiance, ou du moins fixer sur eux l'attention publique, qu'en cherchant à prouver qu'ils excellaient dans la fabrication des instrumens de chirurgie.

La courbure accidentelle de la colonne vertébrale ou épinière, par suite la déformation de cette partie du corps qu'on nomme communément la taille, est assurément une des plus fréquentes difformités dont le corps soit susceptible. Elle est surtout malheureusement très-commune chez celui des deux sexes qui attache avec raison le plus de prix aux avantages extérieurs ; aussi est-elle devenue le sujet des recherches les plus assidues des bandagistes, et l'objet de leurs plus importantes spéculations. Mais, guidés dans ces recherches plutôt par l'appât du gain que par l'intérêt de la science et l'amour du bien public, ils ont toujours persisté à méconnaître la véritable cause sous l'influence de laquelle cette courbure survient le plus ordinairement.

C'est en vain que les maîtres de l'art, en déterminant le rôle que joue la colonne épinière dans la mécanique animale, ont prouvé qu'en déviant de sa rectitude naturelle elle ne faisait, dans le plus grand nombre de cas, que céder à l'action irrégulière des muscles auxquels elle donne un point d'insertion indirect ou positif, et que, dans cette circonstance, on ne devait chercher à opérer son redressement qu'en mettant en jeu les muscles antagonistes de ceux qui ont agi défavorablement; les bandagistes n'ont cessé de la considérer comme un corps indépendant des puissances musculaires, et qui, ne se courbant que sous le poids des parties qu'elle supporte, ne pouvait se redresser que par l'effort de quelque machine qui agît, soit en pressant sur le centre de la courbure, soit en tirant en sens inverse ses deux extrémités.

L'absurdité de la première de ces deux méthodes était trop évidente pour qu'elle résistât au plus léger examen; aussi, généralement abandonnée, elle n'est maintenant mise en pratique que par quelques grossiers renoueurs, et si plusieurs orthopédistes exercent encore sur les gibbosités une pression, au moyen d'une espèce de coin qu'ils désignent sous l'expression triviale de *repoussoirs*, de *débossoirs*, ce n'est plus que comme un moyen auxiliaire propre à assurer le succès, pour ne pas dire à compliquer l'action des machines extensives.

La méthode de l'extension, au contraire, tombée long-temps dans un discrédit complet, a été reproduite depuis quelques années par deux ou trois mécaniciens qui, se reposant sur le goût de notre époque pour les innovations, et comptant surtout sur l'espoir naturellement si crédule des femmes contrefaites, la transformèrent, au moyen de quelques modifications insignifiantes qu'ils lui firent subir, en une mine précieuse que leurs mains avides s'empressèrent d'exploiter. Mais si l'annonce fastueuse de leur prétendue découverte, et le récit mensonger de leurs cures, leur attirèrent des dupes, ils leur firent aussi de nombreux émules; car, en moins de quatre années, on vit se former à Paris sept ou huit maisons de santé spécialement consacrées au traitement des difformités de la taille, véritables entreprises commerciales, où une foule de jeunes filles de tout âge, et contrefaites à tous les degrés, accoururent d'elles-mêmes de tous les points de la France, se soumettre à l'action non moins douloureuse que ridicule des lits mécaniques extenseurs.

Telle est aujourd'hui cette espèce de frénésie orthopédique, que non-seulement il n'est pas un mécanicien-bandagiste qui ne prétende posséder un lit mécanique supérieur à tous ceux de ses confrères, mais qu'au mépris des lois les plus positives il existe des maisons de santé en ce genre, dirigées par des hommes entièrement étrangers à la médecine : quelques institutrices, voyant même que cette fureur de *se faire redresser* conspirait contre leurs intérêts en les privant de leurs élèves, se procurèrent des lits mécaniques, et transformèrent ainsi leurs pensionnats en de véritables infirmeries. Une infraction aux lois n'est pas ce qui doit nous étonner au moment où nous sommes ; mais ce qui doit surprendre, c'est de voir des hommes honorés de la confiance publique se déclarer aveuglément les protecteurs de ces méthodes irrationnelles, et permettre qu'on se serve de leur nom pour faire prévaloir des modes de traitement dont ils ont maintes fois, dans leurs écrits, fait ressortir l'insuffisance et les dangers.

Si la méthode de l'extension n'avait contre elle que la théorie, peut-être ses partisans auraient-ils eu quelque droit d'en appeler du jugement défavorable qu'avaient jusqu'ici porté sur elle la plupart des hommes qui font autorité dans la science. Mais l'expérience ne lui est pas plus favorable que la théorie ; car, non-seulement, de l'aveu même de quelques-uns des orthopédistes (1) qui, dès l'origine, avaient espéré faire d'elle un moyen de fortune, elle n'a pas encore fourni un seul exemple bien avéré de guérison, depuis cinq ans qu'elle jouit en France d'une espèce de vogue ; mais son emploi dans plusieurs circonstances a occasioné les plus graves accidens.

Une mère, séduite par les promesses fallacieuses de cette nuée de redresseurs de fraîche date dont Paris fourmille aujourd'hui, conduit sa fille contrefaite dans quelque maison orthopédique ; voyant que les mois, les années même

(1) M. Maisonabe, dans le deuxième numéro de son journal des difformités, et de la fabrication des instrumens de chirurgie, et MM. Bri... et Niv,..., dans une brochure nouvellement publiée sous le titre de, : *La vérité sur les progrès récens de l'Orthopédie.*

se passent sans qu'elle obtienne aucune amélioration, si ce n'est celle que produisent quelquefois les seuls progrès de l'accroissement; elle la
ramène dans sa province, ayant toutefois la
précaution de lui faire construire à Paris un
corset propre à dissimuler tous les défauts de la
taille. A son arrivée, on rassemble toute la famille afin que chacun prenne acte de la guérison, on exalte partout les heureux effets de
l'extension, et on lui fournit ainsi de nouvelles
dupes, qui auront à leur tour les mêmes raisons
pour se taire : les hommes qui épousent ces
jeunes filles surprennent seuls le secret; mais
l'amour-propre les empêche de le trahir, et voilà
ces exemples authentiques de guérison que les
journaux quotidiens annoncent avec emphase,
et auxquels quelques médecins ont même la
simplicité d'ajouter foi. Il est malheureusement
prouvé qu'on ne devrait s'étonner de rien de
la part de certains de nos chirurgiens qui jouissent à Paris d'un grand crédit, quand on a vu,
tout récemment, quelques-uns d'entre eux af-
fronter la risée publique, en proposant sérieusement l'acupuncture contre *toute espèce de dou-*

leurs. Ils ont trouvé des dupes et des *compères*; pourquoi nos orthopédistes, avec leurs lits mécaniques, n'en n'auraient-ils pas trouvé? pouvaient-ils agir plus prudemment que d'intéresser à la réussite de leur entreprise des hommes dont la réputation était faite, et qui, en acceptant le titre de protecteurs et de forts honoraires, ou en recueillant le prix de ces sortes d'approbations qu'on nomme consultations, contractaient nécessairement l'obligation de parler favorablement de ces lits mécaniques, ou du moins de ne pas en dire du mal.

Mais dans un moment où la valeur d'une opinion en médecine se mesure moins à son ancienneté, au nombre et aux titres de ses partisans, qu'à la solidité des principes sur lesquels elle repose; où la routine enfin fait place à des données méthodiques, et l'empirisme à des médications rationnelles, il importe de déjouer les projets que pourraient concevoir quelques hommes ignorans ou cupides de se frayer une route vers la fortune en proposant des procédés curatoires qui, s'adressant à des maladies fréquentes, séduisent par quelque apparence de réussite, mais qui, réduits à leur juste valeur, sont bientôt reconnus aussi dangereux qu'absurdes, et n'ont d'autre résultat que de faire des dupes et de détourner l'attention des recherches auxquelles président la bonne foi et l'instruction. Le moyen le plus sûr de déjouer ces projets, c'est de mettre à nu les vices de la méthode erronée qui tend à se propager, et en même temps de fortifier par de nouveaux argumens ou par des faits irrécusables la doctrine naturelle dont elle cherche à subtiliser la place.

C'est ce que je vais entreprendre pour les principales difformités de la taille; je crois en avoir contracté l'obligation, en cherchant, dans mon *Traité de l'hygiène physiologique de la Femme* (1), à tracer le véritable plan d'après lequel doit être dirigé tout ce qui a rapport au développement de la constitution physique et morale des jeunes filles.

Je suis loin toutefois de regarder comme in-

(1) *Hygiène physiologique de la Femme, ou de la femme considérée dans son système physique et moral, sous le rapport de son éducation et des soins que réclame sa santé à toutes les époques de sa vie.* 1 vol in-8°, 1825; chez Méquignon-Marvis, rue du Jardinet, n° 13.

faillibles les moyens que je propose, et de supposer qu'il soit aussi facile de les mettre en pratique que de les déterminer dans la théorie; une trop malheureuse expérience a prouvé bien des fois que l'art était impuissant contre ces maladies, et qu'il devait se borner à les rendre supportables le plus possible; mais j'espère qu'en assignant aux différens plans musculaires dont la colonne vertébrale est destinée à supporter l'effort, la part que chacun d'eux peut avoir dans la production de sa courbure accidentelle, et en réduisant tout à des données pour ainsi dire géométriques, je parviendrai sans peine à prouver que si la gymnastique, qui, dans le plus grand nombre des cas, doit former la base du traitement de cette difformité, quand elle commence surtout, n'a pas toujours produit l'effet avantageux qu'on est en droit d'en attendre, c'est qu'on ne l'a réellement jusqu'ici prescrite que d'une manière tout-à-fait vague, et qu'on n'a point encore déterminé, comme je vais essayer de le faire, le genre particulier d'exercice qui convient à chaque espèce de déviations. Tantôt en effet, ainsi que le démontre le simple aperçu des planches

par lesquelles j'ai cherché à rendre plus sensible
la véritable manière d'agir des causes d'un très-
grand nombre de ces difformités ; réduite à des
points généraux ; tantôt, dis-je, les muscles qui
ont cédé à leurs antagonistes, et dont il faut solliciter l'action, sont ceux qui regardent la concavité de la courbure, tandis que, dans d'autres
cas, peu différens en apparence, ce sont ceux
qui correspondent à sa convexité : distinction
importante, qui échappe très-souvent à l'attention des praticiens les plus consommés, comme
nous le prouverons plus tard, et qui forme en
cette matière l'écueil contre lequel viennent
échouer tous les orthopédistes, plus versés jusqu'à présent dans la fabrication des machines
que dans la théorie de nos mouvemens ou les
lois de la mécanique animale.

Je ne doute pas qu'en combattant une erreur
sur laquelle une foule de gens fondent un brillant espoir, je ne suscite, de la part de quelques-uns, d'absurdes réclamations, et de la part
de quelques autres de grossières attaques : la vérité trouve toujours des détracteurs quand elle
blesse des intérêts personnels, et qu'elle s'ex-

prime avec énergie; mais qu'importent à celui qu'anime l'amour du bien les embarras de la route, pourvu qu'il arrive à son but? Le mien est d'arracher quelques victimes à l'ignorance et au charlatanisme, en aiguisant une arme propre à prévenir et à combattre une des maladies les plus terribles dont les femmes puissent être affligées. Que je l'atteigne ce but, et je n'aurai rien à désirer.

PRÉCIS PHYSIOLOGIQUE

SUR

SUR LES COURBURES

DE

LA COLONNE VERTÉBRALE,

PARTICULIÈREMENT CHEZ LES JEUNES FILLES.

CHAPITRE PREMIER.

Des courbures de la colonne vertébrale, considérées sous le rapport de leurs causes et de leurs effets.

§ Ier.

Des Courbures produites par une action irrégulière des muscles.

La colonne épinière ou vertébrale est chez l'homme la partie la plus importante du squelette. Étendue depuis l'occipital jusqu'au sacrum, c'est-à-dire séparant la tête du bassin, c'est elle qui détermine la hauteur et les proportions de la taille. Occupant la partie centrale du tronc, elle devient la clef de tout l'édifice, et pour ainsi dire le pivot sur lequel se meut la moitié

2.

supérieure du corps. Formée enfin par la superposition
de vingt-quatre pièces osseuses intimement unies entre
elles , c'est à elle que vient aboutir en dernière analyse l'action réunie de tous les muscles , dont ses
nombreuses articulations modèrent les efforts contractiles , en même temps qu'elles lui donnent la flexibilité
en vertu de laquelle elle se prête à la multiplicité des
mouvemens dont le corps est susceptible.

Cette détermination générale du rôle que joue la colonne vertébrale dans la mécanique animale , fait prévoir de suite combien, envisagées sous ce point de vue,
les courbures accidentelles qu'elle peut éprouver sont
importantes à bien connaître. Mais ces courbures ne se
bornent pas à s'opposer à la libre exécution des actes
de la locomotion , et à produire les plus affreuses difformités ; en modifiant l'étendue de la poitrine , de la
cavité abdominale et du bassin , elles altèrent encore
profondément toute l'économie par le trouble qu'elles
apportent dans l'action des organes respiratoires, circulatoires , digestifs , reproducteurs ; et, sous ce rapport , aucune difformité ne mérite plus qu'elles toute
l'attention du médecin.

Les causes les plus fréquentes sous l'influence desquelles la colonne vertébrale peut accidentellement dévier de sa rectitude naturelle, peuvent être rangées dans
deux ordres principaux , suivant qu'elles consistent en

une répartition inégale des exercices entre les forces musculaires antagonistes dont elle est destinée à supporter l'action, ou en une lésion organique primitive quelconque des différentes parties qui la composent. Dans les deux cas, la courbure peut survenir, soit à la partie cervicale, soit à la partie dorsale, soit à la partie lombaire, et s'effectuer à droite ou à gauche, en arrière ou en avant, le point central de la courbure étant toujours considéré dans ses rapports avec la ligne qui représente le centre de gravité du corps.

Ainsi nous ne désignerons pas les courbures d'après la direction que prennent les extrémités de la colonne vertébrale déviée, comme on l'a fait jusqu'à présent, puisque l'inclinaison du corps qui résulte de cette fausse direction est aussitôt corrigée par les efforts que fait le sujet pour rétablir l'équilibre rompu ; mais nous les désignerons d'après la place qu'elles occupent sur chacun des quatre côtés de la ligne suivant laquelle agit le centre de gravité du corps. Les vertèbres déviées sont-elles à droite de cette ligne, alors courbure à droite. Sont-elles en avant, courbure en avant ; ainsi de suite pour les autres. Si la courbure est double, ou du moins si la colonne offre la forme d'un S, nous nommerons la déviation d'après la direction de la principale ou primitive courbure. Examinons d'abord celles de ces difformités qui appartiennent au premier ordre que nous avons établi, celles en un mot qui dépendent d'une action irrégulière quelconque des muscles.

Considérés sous le rapport de leurs usages, les os et les muscles sont, les uns des leviers, les autres des cordes animées qui les font mouvoir. Chacune des deux moitiés du corps étant susceptible d'exécuter les mêmes mouvemens, il fallait nécessairement que les os qui se trouvent sur la ligne médiane fussent symétriques, et que chacun de son côté donnât attache à des muscles absolument identiques en forme, et par conséquent en action. La colonne vertébrale est de ce nombre; aussi supporte-t-elle constamment les efforts en sens inverse des muscles auxquels elle fournit un point d'insertion. Sa position prouve donc déjà qu'aucune autre partie du squelette n'est plus exposée qu'elle à être entraînée hors de sa direction naturelle par les puissances musculaires, qui doivent, soit la faire agir elle-même, soit la forcer à se prêter aux mouvemens du tronc dont elle fait la base.

Mais quand on réfléchit à l'influence directe qu'exercent les muscles par la répétition de leur action sur les formes déprimées, arquées, contournées ou triangulaires d'un assez grand nombre d'os; quand on remarque l'empreinte vicieuse qui résulte de l'inégale distribution de leurs mouvemens chez la plupart des artisans, la courbure seulement que la prépondérance naturelle des fléchisseurs sur les extenseurs détermine dans les os longs, on reconnaîtra que, formée par une longue chaîne d'os articulés, la colonne vertébrale doit encore plus à sa forme qu'à sa position, le désavantage de céder à toutes les tractions inégales qu'exercent sur elle les muscles auxquels elle donne attache.

1°. (*Voyez la planche* 1re.) La courbure latérale droite de la moitié supérieure de la portion dorsale, celle en un mot dont le centre correspond à peu près au niveau de l'aisselle droite, est la plus fréquente, non-seulement de celles qui dépendent de l'action musculaire, mais de toutes indistinctement. Elle est tellement commune, que sur vingt jeunes filles parvenues à l'âge de quinze ans, il n'en est pas deux qui n'en offrent des traces bien manifestes. Cette extrême fréquence a même fait croire à plusieurs anatomistes qu'elle était l'effet d'une disposition naturelle, et ils ont pensé pouvoir en retrouver la cause dans la présence de la crosse de l'aorte, dont les battemens font effort sur le côté gauche de la partie antérieure du corps de la plupart des vertèbres, qui, par leur déviation de leur direction naturelle, la constituent ordinairement; mais plusieurs exemples de son existence sur des sujets dont tous les organes contenus dans la cavité thorachique, et par conséquent de la crosse de l'aorte, étaient transposés, ont prouvé combien cette opinion était peu fondée.

Il doit être évident pour tous les médecins qui ne se prononcent sur la cause d'un état anormal quelconque qu'en tenant compte des phénomènes physiologiques au milieu desquels il se développe, que cette courbure est dans la presque totalité des cas le résultat d'une supériorité en énergie vitale, et par suite en développement physique, que fait acquérir aux muscles de l'épaule droite l'habitude qu'on fait de très-bonne heure contracter aux enfans de se servir beaucoup plus fréquemment de la main droite que de la main gauche. Dans cette circonstance, les muscles trapèze, rhomboïde, angulaire et dentelé postérieur-supérieur, du côté droit, destinés à fixer l'omoplate pour fournir à ceux du bras droit un point d'appui fixe, surmontent l'action de leurs antagonistes, et entraînent la colonne dans la direction de la ligne horizontale A B, qui représente la ligne moyenne suivant laquelle se dirigent leurs efforts contractiles réunis. Elle se prononce d'autant plus et plus promptement, qu'à la cause générale plus que prédisposante dont je viens de parler, se joindra un exercice particulier qui s'effectue dans le même sens; par exemple, l'exercice de la harpe ou tout autre semblable.

Cette courbure, dont la convexité regarde à droite, mais un peu en arrière, dans la direction d'une ligne qui partagerait l'espace compris entre les apophyses épineuses et transverses, commence ordinairement à la cinquième ou sixième vertèbre cervicale, et se termine aux dernières vertèbres dorsales. Comme le lieu où elle se termine ne reçoit plus l'effort des muscles de l'épaule, on a cru en tirer une preuve qui permît de douter de sa véritable cause ; mais ce doute cesse dès qu'on réfléchit que les personnes qui se servent bien plus fréquemment du bras droit que du gauche, sont naturellement disposées à se pencher un peu à gauche, pour diminuer l'effort attractif des muscles du côté opposé, et cette inclinaison, qui doit naturellement se faire dans la direction de la ligne G D, prolonge nécessairement la courbure au-delà des vertèbres auxquelles s'insèrent les muscles dominans qui l'ont occasionée.

Quand cette courbure n'est produite par aucune autre cause que par l'action musculaire, elle atteint rarement l'étendue d'un quart de cercle, et le corps des vertèbres aux dépens desquelles elle s'effectue n'offre qu'une très-légère dépression dans celui de leurs côtés qui correspond à la concavité. L'épaule droite est alors beaucoup plus volumineuse et plus élevée que la gauche, l'omoplate plus saillante et moins accolée aux parois thorachiques. Il semble, au premier abord, que l'épaisseur et l'élévation de cette épaule soient le résultat de la saillie de la colonne, qui l'aurait chassée au-devant d'elle, et c'est l'opinion de la plupart des bandagistes ;

mais examinées attentivement , cette épaisseur et cette élévation sont reconnues dépendre bien moins de la courbure en elle-même , que d'un plus grand développement de toutes les parties qui constituent cette portion du tronc : circonstance qui éclaire suffisamment le diagnostique de cette espèce de difformité, et ne devrait laisser aucun doute sur le choix des moyens thérapeutiques qui peuvent la faire disparaître.

La courbure latérale gauche qui survient dans la même partie de la colonne, s'effectue absolument comme la précédente, et sous l'influence des mêmes causes , mais agissant du côté opposé. Elle s'observe chez la plupart des individus qui , comme on le dit communément, sont gauchers, ce qui confirme pleinement l'exactitude de l'explication toute physiologique que je viens de donner de la courbure latérale droite.

L'anatomiste le plus profond de notre époque , l'infortuné Béclard , dont la science pleure en ce moment la perte peut-être irréparable, cite des exemples de cette courbure, dans sa *Thèse inaugurale* et dans un mémoire inséré dans les Bulletins de la Société des professeurs de la Faculté de Paris, pour 1813 (1). L'exemple du grand nombre des individus qui sont gauchers sans offrir de courbure à gauche, loin de détruire en

(1) *La courbure latérale du rachis dépend-elle du voisinage de l'aorte ?*

rien mon opinion à l'égard de la cause de ces deux espèces de déviations, prouve seulement que chez eux l'action continuelle du bras gauche n'était pas portée au point de se faire ressentir sur la colonne; car il est rare que les gauchers se servent aussi fréquemment de la main gauche que la plupart des individus se servent communément de la droite.

2°. (*Voyez la planche* 2°.) Après la courbure latérale droite de la région cervico-dorsale, celle de la région dorso-lombaire s'effectuant latéralement est la plus commune. Elle résulte de l'habitude vicieuse que contractent de bonne heure quelques enfans, de se pencher sur un des côtés du bassin, et se remarque presque aussi fréquemment à gauche qu'à droite.

Dans cette courbure, il y a cette différence avec celle précédemment décrite, que la colonne n'est pas attirée par les muscles auxquels elle donne attache, mais qu'elle est entraînée par l'abaissement de la poitrine, déterminé par la contraction de tous les muscles qui des côtes se rendent au pourtour du bassin, de telle sorte que, si dans la première les muscles dominans répondent à la convexité de la courbure, dans cette deuxième au contraire ils sont du côté de la concavité ; ils agissent dans la direction de la ligne A B, qui représente une puissance presque parallèle à la colonne vertébrale, et qui ne la courbe à sa partie moyenne et infé-

rieure qu'en tendant à abaisser son extrémité supérieure.

On pourrait objecter que, si la flexion latérale du
tronc est la cause de cette courbure, cette dernière devrait se borner aux dernières vertèbres dorsales et aux
premières lombaires; tandis que quand elle a lieu à
droite, elle remonte le plus ordinairement jusqu'aux
premières dorsales. Mais cette objection cesse d'avoir
du poids quand on réfléchit que, quoique le sujet se
penche à gauche, il ne se sert pas moins le plus communément de la main droite, et qu'alors la partie supérieure de la région dorsale, se trouvant attirée à droite
dans la direction de la ligne C D, forme une courbure
qui fait suite à la principale, ou du moins qui prolonge
l'étendue de cette dernière. Exemple : Un enfant porte
très - fréquemment de la main ou du bras droit un
fardeau pesant ; obligé, pour soutenir le fardeau élevé,
de contracter les muscles de l'épaule, il est déjà soumis à l'action d'une cause qui attire à droite les vertèbres de cette région ; mais comme, pour se maintenir
dans un état d'équilibre, il est forcé de reporter fortement son corps à gauche, les deux extrémités de la
colonne s'inclinent insensiblement dans ce sens, et la
courbure a lieu à droite.

J'ai vu, dans une maison de santé orthopédique de
Paris, un jeune homme de dix-huit ans affecté d'une

courbure à droite de la région lombaire. A sa force musculaire, et à l'assurance qu'il me donna qu'il n'avait jamais éprouvé aucun signe de rachitis, je lui demandai s'il ne s'était pas fréquemment adonné à quelque exercice violent. Il me répondit que le jeu auquel il se livrait avec le plus de force et de continuité pendant son enfance et sa première jeunesse, était celui de la raquette ; ce dont les directeurs de cet établissement avaient totalement négligé de tenir compte. Aussi, depuis dix mois qu'il se soumettait à leur *méthode de traitement*, n'en avait-il retiré aucun effet avantageux.

Si la courbure dont il est ici question, se remarque presque aussi fréquemment chez les jeunes garçons que chez les jeunes filles, elle est infiniment plus dangereuse chez ces dernières ; car, lorsqu'une fois les muscles qui ont abaissé la poitrine latéralement ont acquis une grande énergie par la continuité de leur action , ils finissent par élever le bassin du côté de la flexion ; circonstance défavorable, qui résulte encore des efforts que fait le sujet pour reporter à droite le centre de gravité, tendant toujours à porter plus particulièrement sur le côté gauche, et qui peut nuire dans l'accouchement en imprimant une direction vicieuse à l'axe du bassin.

3°. (*Voyez la planche* 3°.) La colonne vertébrale peut, ai-je dit, se courber d'avant en arrière, sous la seule influence de quelques muscles. C'est le plus ordinairement en arrière, c'est-à-dire en arrière de la ligne représentant le centre de gravité du corps, qu'a lieu cette courbure, qui s'effectue presque toujours aux dépens de la région dorsale, et n'est ordinairement qu'une exagération de la courbure naturelle que la colonne présente dans cette partie, avec effacement d'abord, mais par la suite avec augmentation de celle de la région cervicale qui lui est opposée. On l'observe chez la plupart des habitans des campagnes parvenus à un âge avancé, et particulièrement chez les jardiniers, les vignerons, qui sont obligés pendant leurs travaux d'avoir le corps fortement courbé vers la terre.

Comme on le voit de suite, cette déviation dépend d'une trop fréquente action des muscles qui forment en avant de la colonne, comme ceux des parties antérieures et latérales du cou, mais plus spécialement ceux qui servent à abaisser la poitrine sur le bassin, un contre-poids aux efforts de traction qu'exercent les muscles de la partie postérieure et moyenne du tronc, en général très-peu développés chez la femme. La colonne, en suivant l'abaissement de la poitrine, cède à l'action d'une force qui agit sur elle dans la direction de la ligne A B, et se courbe absolument comme un arc dont cette ligne représenterait la corde,

Cette déviation, qui peut aller fort loin et former une

véritable gibbosité, survient très-souvent chez les jeunes filles qui croissent tout-à-coup en hauteur, et aux-quelles, pendant cette espèce d'élongation, on laisse prendre des attitudes vicieuses, soit en brodant sur des métiers placés très-bas, soit, plus souvent encore, en écrivant sur des tables très-basses, comme cela peut arriver dans la plupart des pensionnats, dont les maî-tresses croiraient déroger ou donner quelque marque de faiblesse, si elles ne soumettaient pas à une rigou-reuse uniformité toutes les jeunes personnes à-peu-près du même âge confiées à leurs soins.

On trouve dans le *Dictionnaire des Sciences médi-cales* (1) l'observation d'une jeune fille de dix à douze ans, qui travaillait avec opiniâtreté, depuis plusieurs mois seulement, pour atteindre et pour surpasser ses compagnes, et qui était constamment courbée sur la table où elle écrivait et dessinait sans relâche : ayant grandi de plusieurs pouces dans cet intervalle, elle pré-senta une flexion très-manifeste du tronc en avant, ou une courbure en arrière de l'épine. L'examen des par-ties fit voir que la colonne vertébrale jouissait de toute la liberté de ses mouvemens, qu'elle était parfaitement conformée ; mais que son redressement complet était brusquement empêché par la résistance des muscles

____

(1) Article ORTHOPÉDIE.

abdominaux, qui étaient fortement tendus et refusaient de s'alonger suffisamment. J'ai vu, dans le courant du mois de juillet, un cas absolument semblable.

On voit encore cette espèce de courbure survenir chez quelques jeunes filles dont les poumons sont ou ont été le siége de quelque affection. Dans cette circonstance, elles baissent la tête, courbent le dos pour affaiblir les mouvemens de la respiration et diminuer la douleur que leur occasionerait une trop grande dilatation horizontale de la poitrine, et elles grandissent dans cette position vicieuse, qui s'observe chez un si grand nombre de phthisiques, que les anciens n'avaient pas manqué de l'attribuer à une altération même du tissu des vertèbres qui partageait l'état maladif du poumon.

Enfin, comme les jeunes filles dont la colonne se courbe en arrière ne se servent pas moins plus souvent de la main droite que de la gauche, il en résulte que la saillie qui est l'effet de la courbure se dirige toujours un peu plus à droite : aussi la plupart des bossus le sont-ils de ce dernier côté. Cette courbure, que les auteurs nomment inflexion du dos en avant, ou dos voûté, est le mode de déformation de la colonne que l'on peut plus aisément confondre avec la gibbosité occasionnée par l'érosion des vertèbres.

4°. *(Voyez la planche 4°.)* La déviation ou courbure en avant dépendant d'une irrégularité de l'action musculaire, s'observe le plus ordinairement dans le tiers inférieur de la colonne, ou mieux dans l'espace qui sépare la sixième ou septième vertèbre dorsale de la troisième ou quatrième lombaire, presque toujours compliquée de la voussure du dos et de l'inclinaison de la tête en avant. Elle provient assez souvent de l'habitude que prennent fréquemment quelques jeunes filles, de porter fortement la tête et la partie supérieure du tronc en arrière, afin d'obtenir cette conformation ou mieux cette déformation de la taille qu'on nomme communément cambrure.

Dans cette circonstance, les muscles carrés des lombes, long-dorsal et sacro-spinal, par leur contraction outrée, soulèvent le bassin en arrière, en même temps qu'ils tendent à abaisser sur lui les dernières vertèbres dorsales et les premières lombaires. Il en résulte que ces dernières, toutes pressées entre les parties auxquelles ces muscles s'attachent le plus intimement, se déjettent en avant et font saillie au-devant de la ligne qui représente le centre de gravité du corps. Pour réduire le mode d'action de ces muscles à une idée géométrique, il suffit de dire qu'ils agissent dans la direction de la ligne A B, et que la colonne représente alors un levier du troisième genre, dont la puissance, représentée par cette ligne qui tombe perpendiculairement sur le bassin, se trouve entre la résistance figurée par toutes les parties du corps situées au-dessus du point A et le point d'appui placé dans l'articulation de la dernière vertèbre lombaire avec le sacrum.

Cette courbure, à laquelle sont particulièrement disposés les enfans nés de parens rachitiques ; ceux que l'on a fait marcher de très-bonne heure ; les petites filles auxquelles on fait porter des corsets qui compriment le ventre sans embrasser les hanches ; est très-fréquente aussi chez les jeunes filles qui boitent par le défaut de longueur d'une jambe. Désirant dissimuler cette difformité, elles s'habituent à fléchir la jambe saine de manière à la rendre égale à l'autre ; mais comme il est impossible d'avoir long-temps une ou les deux jambes fléchies, sans que le corps ait une forte propension à se porter en avant, elles contractent fortement les muscles de la partie lombaire, et cambrent ainsi leur taille.

La même chose a lieu chez les femmes enceintes, surtout dans les derniers temps de la grossesse, où le poids du ventre tend toujours, soit dans la station, soit dans la marche, à porter en avant le centre de gravité du corps, et où les tissus articulaires des dernières vertèbres lombaires partagent très-souvent l'état de relâchement qu'éprouvent, à cette époque, les parties ligamenteuses qui unissent entre elles les différentes pièces du bassin.

Fort heureusement cette déviation, à laquelle les vertèbres lombaires ont une tendance par leur disposition naturelle, est assez peu commune, et rarement très-prononcée quand elle n'est pas aggravée ou occasionée par une altération des vertèbres; car la saillie qui en résulte dans la partie inférieure et postérieure de la cavité abdominale est très-susceptible de nuire au libre développement de la matrice dans la grossesse, et de produire une obliquité de cet organe. Elle peut même empêcher ou compliquer gravement l'accouchement, soit en mettant l'espace du bassin qui est immédiatement au-dessus du diamètre sacro-pubien, au-dessous de l'étendue requise, soit en imprimant une direction vicieuse aux contractions de la machine.

5°. Indépendamment de ces quatre espèces de courbures de l'épine, qui ont lieu dans ses parties dorsales et lombaires, sa portion cervicale, ou le cou proprement dit, peut encore être entraînée par la tête qui aurait pris une mauvaise direction. Voyons d'abord la flexion de la tête en avant.

La tête s'unissant à la colonne vertébrale par une articulation placée très en arrière, son centre de gravité passe au-devant de cette articulation; aussi a-t-elle besoin de l'action continuelle des muscles de la partie postérieure du cou, pour être maintenue dans sa rectitude naturelle, et pour ne pas céder à sa propre

pesanteur, qui tend à l'entraîner en avant. Si ces muscles, dont les principaux sont la portion cervicale du
trapèze, le splénius et le grand complexus , sont trop
faibles ; si l'enfant a la vue tellement débile qu'il ne
puisse distinguer les objets que de très-près, et qu'il ait
la mauvaise habitude de porter les yeux vers les corps
qu'il veut voir, au lieu d'approcher ceux-ci de ses yeux ;
si enfin on n'a pas l'attention de le faire écrire ou
dessiner sur une table assez élevée pour qu'il n'ait pas
besoin de fléchir la tête sur la poitrine, le menton se
rapprochera insensiblement du sternum, le cou restera
fléchi en avant, et les vertèbres cervicales formeront
une courbure dont la convexité, au lieu d'être en avant,
sera fortement prononcée en arrière.

Le renversement de la tête en arrière est beaucoup
moins fréquent que le précédent. Il est presque toujours le résultat, de l'habitude vicieuse que quelques
nourrices ont contractée de ne pas soutenir la tête des
enfans qu'elles portent horizontalement dans leurs bras
ou qu'elles étendent sur leurs genoux. Cette difformité
se remarque encore chez quelques individus affectés
d'engorgemens glanduleux, considérables sur les parties antérieures et latérales du cou ; le goître même peut
l'occasioner. Ces individus ont le menton dirigé en
avant, et l'occiput très-rapproché du dos, de sorte que
la tête semble s'enfoncer entre les épaules, et que les

mouvemens de rotation du cou paraissent gênés. Elle est aussi quelquefois consécutive à une déviation de la région dorsale en arrière.

Enfin, une difformité assez commune est l'inclinaison latérale de la tête. Cette contorsion du cou peut être le résultat de l'habitude vicieuse que contracte un enfant de fléchir le cou sur l'une ou l'autre épaule; de l'usage de le coucher toujours sur un même côté; de le porter sur le même bras, etc. On a vu des enfans dont le berceau était placé de manière à recevoir obliquement l'action de la lumière, être atteints de cette difformité, à la suite des efforts réitérés qu'ils faisaient pour tourner la tête vers la fenêtre d'où venait le jour. Elle peut aussi être l'effet d'une paralysie ou d'une rétraction spasmodique des muscles sterno-mastoïdiens. Dans le premier cas, la face est tournée du côté du muscle paralysé ; dans le second, elle est inclinée vers l'épaule du côté opposé au muscle malade.

6°. Tels sont les cas généraux d'action irrégulière des muscles, auxquels on peut rapporter la plupart des courbures de la colonne vertébrale qui appartiennent à cet ordre de causes, dont l'effet direct se réduit, dans son expression générale, ou à un trop fréquent exercice de l'un des membres supérieurs, ou à des attitudes vicieuses. On voit que, dans toutes ces circonstances, la colonne vertébrale est passivement affectée et n'a cédé qu'à des tractions réitérées , exécutées sur elle par des muscles qu'un trop fréquent exercice a rendus supérieurs en force à leurs antagonistes , soit que ces muscles s'attachent directement à elle, soit qu'ils aient leur point d'insertion sur une partie dont elle suit les mouvemens.

Cette vérité physiologique est tout-à-fait incontestable ; aussi ai-je pensé que la fortifier par de nouvelles démonstrations et par des données plus fixes que celles qu'on avait jusqu'alors fournies à son appui , était le moyen le plus sûr de rappeler l'attention des praticiens sur les véritables indications thérapeutiques appropriées à la nature d'un très-grand nombre de courbures de l'épine, et de faire ressortir l'insuffisance et les dangers de la méthode de l'extension appliquée au traitement de ces courbures. C'est ce que j'essayai de faire, il y a quelque temps , dans un mémoire inséré dans le journal de médecine le plus répandu de l'époque (1). Quand je le publiai , les partisans de l'extension n'avaient encore fait connaître les prétendus avantages de cette méthode que par quelques annonces lancées avec profusion sous forme de prospectus ; mais aucun d'eux n'avait , par quelque dissertation imprimée , provoqué une discussion scientifique à ce sujet , et les différens établissemens qui s'étaient formés en ce genre n'étaient

____

(1) *Archives générales de médecine* , cahier d'août 1825.

encore, comme dans le début, que des *entreprises pu-
rement commerciales*, suivant l'expression de M. le
professeur Richerand (1).

Mon mémoire donna lieu à une réclamation de la
part d'un orthopédiste propriétaire de l'un de ces établissemens à lits mécaniques. Mais convaincu qu'en
abordant la question relative au mode d'action des différentes causes de ces courbures, il ne pourrait que
compromettre la méthode de l'extension que ses intérêts personnels l'obligeaient à défendre, M. Maisonabe,
(c'est le nom de cet orthopédiste), ne tenant aucun
compte de la distinction que j'avais établie entre les
deux ordres de causes de ces difformités, me fit dire
pour les courbures en général, ce que j'avais dit en
particulier pour celles qui dépendent d'une action irrégulière des muscles ; subterfuge trop évident pour tous
ceux qui avaient lu mon mémoire, et qui rendit à
mes yeux sa réclamation tout-à-fait indigne d'une réponse.

Prenant sans doute pour une espèce d'adhésion de
ma part le peu d'empressement que j'avais mis à répondre à sa réfutation, M. Maisonabe la développa
plus tard dans le second numéro d'un journal dont on
prétend qu'il est le seul rédacteur et le seul abonné (2).

(1) *Histoire des progrès récens de la chirurgie*, page 165.
(2) Voyez la brochure de M. B. , sur les progrès de l'orthopédie,
page 11.

Cette fois il crut pouvoir parler des causes des courbures, et, pour prouver qu'elles n'étaient jamais dues à l'action musculaire, il s'exprime ainsi : *Entre autres preuves que nous pourrions donner, il en est une qui ressort de l'observation, qui nous montre tous les jours beaucoup de ces déviations ayant commencé par le bas de la colonne, sur laquelle on n'alléguera pas sans doute l'influence des muscles du bras.* Non, sans doute ; mais dans ce cas, représenté dans la planche 2ᵉ, on alléguera l'action des muscles qui servent à abaisser latéralement la poitrine sur le bassin.

En établissant les causes des courbures dont il a été question dans ce paragraphe, je me suis appuyé du sentiment des physiologistes et des anatomistes du premier ordre, et notamment de celui de Béclard. M. Maisonabe a pensé que, pour contrebalancer le poids d'une telle autorité, il fallait lui opposer celle de Bichat ; mais il y a cette différence entre nos citations, que dans la mienne je rends exactement l'opinion de Béclard, tandis qu'il fait dire à Bichat positivement tout le contraire de ce que cet illustre physiologiste a prétendu dire. Bichat s'exprime ainsi dans son *Anatomie descriptive*, deuxième volume, page 133 : « On attribue communément la courbure latérale droite à la présence de l'aorte.... ; je crois plutôt que, comme tous les efforts se font avec le bras droit, et que dans ces efforts nous sommes obligés de nous pencher un peu en sens opposé pour offrir à ce membre un point d'appui solide; l'habitude de répéter souvent cette inflexion finit par en perpétuer l'existence. » *Or*, s'écrie naïvement M. Maisonabe, *Bichat songeait-il seulement à l'influence des muscles?* Ainsi il est évident que, pour cet orthopédiste, tous les efforts du bras, l'action de se pencher, la répétition fréquente de cette inflexion, sont des actes tout-à-fait étrangers à l'action musculaire. Bichat ne pressentait probablement pas qu'il aurait un commentateur de cette force. Qu'on juge par-là du point d'avancement où en est l'orthopédie, des connaissances de ceux qui l'exercent, et du degré de confiance que doivent inspirer leurs promesses. Un élève qui, dans son premier examen, eût fait une réponse semblable à la phrase que je viens de citer, n'eût point été admis dans l'ancienne Faculté, et cependant M. Maisonabe est professeur-agrégé dans la nouvelle. *O tempora!*

Quoi qu'il en soit de l'opinion de M. Maisonabe, il est facile de concevoir que les différentes espèces de courbures dont il a été traité jusqu'ici, doivent être infiniment plus communes chez les jeunes filles que chez les enfans de l'autre sexe, et cela pour deux motifs : le premier, c'est que les jeunes garçons trouvent dans l'immense variété des exercices actifs qui font la base de la plupart des jeux de leur sexe, un moyen de rétablir l'équilibre, que l'habitude vicieuse d'exercer un membre beaucoup plus souvent que l'autre, ou de se pencher en écrivant, en dessinant, tend sans cesse à rompre entre les muscles antagonistes dont les contractions peuvent entraîner la colonne; le second motif, c'est que la constriction qu'exercent les corsets sur la région lombaire et la moitié inférieure de la région dorsale, chez les jeunes filles, flétrissant, pour ainsi dire, les muscles de cette partie, ou s'opposant à leur développement et à leur action, enlève à la colonne la plus grande partie de la cause en vertu de laquelle elle résiste aux différentes puissances qui font effort sur elle, et lui permet ainsi de céder plus facilement aux tractions qu'elle éprouve dans diverses directions de la part des muscles qui sont soustraits à la compression du corset, comme ceux, par exemple, qui s'attachent à la partie antérieure des corps des vertèbres, ou ceux qui du bas de la poitrine se rendent au bassin.

§ II.

Des courbures produites par une altération des parties qui composent la colonne vertébrale.

Considérées d'une manière générale, les courbures de l'épine qui appartiennent à cet ordre de causes sont moins fréquentes, mais se développent plus tôt que

celles qui dépendent essentiellement de l'action musculaire. Elles sont moins fréquentes parce que la plupart de ces dernières résultent, comme nous le savons,
de certaines habitudes vicieuses tellement communes,
qu'il n'est qu'un très-petit nombre de personnes, chez
les femmes surtout, qui ne soient soumises à leur influence, et que quelques-unes d'entre elles se dissimulent assez facilement, ne constituant pas par elles-
mêmes un état pathologique proprement dit, puisqu'elles ne sont quelquefois qu'une exagération d'une
disposition que les progrès de la vie impriment à la
colonne vertébrale, qui, comme on le sait, chez le
fœtus est parfaitement droite.

Enfin, elles se développent plus tôt parce que la
constitution organique propre à l'enfance est la cause
prédisposante la plus active de l'état maladif duquel
elles dépendent le plus ordinairement, tandis que celles
du premier ordre se forment, ou du moins deviennent
apparentes, rarement avant la huitième ou dixième année, époque à laquelle le système musculaire commence
à acquérir de la force et à être soumis à une somme
d'action d'une nature plus uniforme et en même temps
plus continue dans un même sens.

Les altérations pathologiques desquelles dépendent
les courbures de cet ordre peuvent avoir leur siége
dans les substances ligamenteuses ou dans les fibro-

cartilages qui entrent dans la structure de la colonne vertébrale ; mais elles affectent le plus ordinairement les vertèbres elles-mêmes, et résultent, dans la plupart des cas , de la participation que le tissu de ces os a prise à cet état de détérioration générale des tissus blancs , et plus particulièrement des systèmes osseux et articulaire , connus sous le nom générique de rachitis. Tantôt les vertèbres ont été simplement ramollies ; et se sont affaissées dans un point ou dans la totalité de leur corps sous le poids des parties supérieures ; tantôt, et cela bien plus souvent, elles ont éprouvé une véritable perte de substance , soit par l'effet d'une espèce d'usure , soit à la suite d'une ulcération positive , dont le produit, s'insinuant entre les mailles ou feuillets du tissu cellulaire qui unit entre eux les muscles de la partie postérieure du tronc, vient former au bas de la colonne, ou dans les parties environnantes , ces amas purulens, désignés sous le nom de dépôts ou abcès par congestion. Cette dernière maladie est celle qu'on appelle communément *maladie de Pott, mal vertébral,* et a pour résultat le plus ordinaire et le plus favorable, la soudure entre elles des vertèbres altérées.

Enfin ces courbures peuvent être, dans des cas rares à la vérité, le résultat d'une chute , d'un coup violent porté sur la colonne épinière, qui aura déterminé dans quelque vertèbre un gonflement inflammatoire qu'une simple prédisposition scrophuleuse aura fait passer à l'état de suppuration.

Ces déviations s'effectuent le plus ordinairement en arrière, c'est-à-dire que la colonne vertébrale forme une courbure dont la convexité regarde en arrière, et la concavité conséquemment en avant; ce qui s'explique aisément par la préférence que donne la maladie à la partie antérieure du corps des vertèbres où la substance spongieuse est plus abondante; on en voit cependant un assez grand nombre s'effectuer sur les parties latérales. Elles ont ordinairement lieu dans la moitié inférieure de la colonne; et, comme le ramollissement ou la perte de substance se borne communément à deux, trois ou au plus quatre vertèbres, elles sont beaucoup plus anguleuses que celles du premier ordre, dans lesquelles les vertèbres sont entraînées par masses, et pour ainsi dire déplacées régulièrement. De cette courbure à angle droit résulte très-souvent la compression de la moëlle épinière que renferme le canal vertébral, et qui entraîne la faiblesse et même dans bien des cas la paralysie complète des parties situées au-dessous de la gibbosité.

Quand ces courbures anguleuses se font latéralement, elles produisent sur la conformation de la poitrine et de l'abdomen des effets beaucoup plus marqués que les déviations d'avant en arrière. Dans les premières, en effet, lés côtes correspondantes à la partie convexe de la colonne sont plus élevées, leur angle postérieur est plus saillant, leur courbure est plus considérable ; elles soulèvent l'omoplate, et toute l'épaule paraît plus forte que celle du côté opposé. Ces mêmes côtes sont écartées les unes des autres ; en avant, leur courbure est presque effacée, et elles se rendent directement au sternum qui est déjeté vers elles. Les côtes qui correspondent à la concavité de l'épine éprouvent des changemens tout opposés ; elles sont aplaties en arrière, très-rapprochées entre elles, et leur courbure antérieure étant très-marquée forme une bosse opposée à celle du dos. S'il existe des vertèbres altérées en plusieurs endroits, et que les unes le soient à leur partie antérieure, et les autres sur leurs côtés, la soudure se faisant dans chacune de ces directions, la colonne sera courbée en deux sens, et l'espace qui sera compris entre les vertèbres altérées éprouvera un véritable effet de torsion.

Lorsque ces courbures ont lieu dans la région dorsale, et que la région lombaire présente une courbure inverse à celle du dos, il en résulte des accidens beaucoup plus considérables. La hauteur totale du tronc est diminuée, les mouvemens des côtes sont difficiles, et l'impossibilité dans laquelle les viscères abdominaux mettent le diaphragme de s'abaisser convenablement pour l'introduction de l'air dans les poumons, occasione une gêne habituelle de la respiration et de la circulation. L'abdomen lui-même étant moins étendu, les organes qu'il renferme, pressés entre le bassin et le diaphragme, tendent à s'échapper en avant : aussi le ventre est-il plus saillant, ce qui est encore favorisé par le rapprochement de ses muscles antérieurs, dont les points d'attache sont plus rapprochés; des hernies ventrales sont quelquefois même le résultat du relâchement de ces muscles et de l'effort continuel que les viscères exercent contre eux.

Cette double courbure a presque toujours lieu; la raison en est aussi facile à expliquer que simple à concevoir. Supposons, en effet, que la colonne se courbe dans un point quelconque de son étendue; dès lors l'équilibre du corps est rompu, le poids des parties situées au-dessus de la courbure ne tombe plus entre les deux pieds, et la chute serait imminente si les muscles qui répondent à la convexité de cette courbure, n'étaient pas dans un état de contraction continuel qui finit par rétablir l'équilibre en déterminant une seconde courbure en sens opposé à la première. La colonne prend alors la forme d'un S, dont les courbures sont ou latéralement placées ou dirigées d'avant en arrière.

On conçoit qu'une semblable disposition se rencontre également dans les courbures du premier ordre,

dépendant d'une action musculaire, mais à un degré
beaucoup moindre, parce que leur inclinaison est bien
plus régulière et répartie sur une plus grande quantité
de vertèbres. Dans les courbures auxquelles est consacré ce paragraphe, il y a une chose importante à
remarquer, c'est la hauteur inégale des hanches, en
supposant même que le bassin fût assez bien conformé
pour permettre l'accouchement, ce qui est assez rare.
La hanche la plus élevée est presque toujours celle qui
répond à la convexité de la courbure, tandis que dans
la courbure directe, représentée dans la planche 2°,
c'est le plus ordinairement celle qui est du côté de la
concavité.

Le motif de cette disposition est facile à saisir. Dans
la courbure produite par l'action musculaire, les muscles qui entraînent la colonne finissent, à force de do-
miner, par rapprocher le bassin des côtes de leur côté;
dans la courbure de la région dorsale, occasionée
par une perte de substance; l'équilibre ne se trouve
rétabli que par la contraction des muscles qui répondent à la convexité de la courbure, et qui, dans leurs
efforts continuels pour faire exécuter à la poitrine un
léger mouvement latéral de bascule sur le bassin, peuvent soulever ce dernier auquel ils s'attachent. En un
mot, une courbure par action musculaire est le résultat
inévitable de la courbure par perte de substance. (*Foy.*

la planche 5e). Supposons, en effet, que la partie des vertèbres qui correspond au point A ait été détruite, la courbure, n'ayant pas comme celle par action musculaire le temps de se répartir sur une longue étendue, les muscles du côté opposé à la perte de substance abaissent incessamment la poitrine sur la partie du bassin qui leur correspond, et ne tardent pas à soulever ce dernier de manière à rendre la ligne qui va d'une crête iliaque à l'autre parallèle à celle B C.

Enfin, si ces déviations affectent le plus ordinairement les jeunes sujets, et particulièrement ceux du sexe féminin, que leur tempérament plus lymphatique prédispose davantage aux maladies scrophuleuses dont, dans bien des cas, elles sont le dernier résultat, les adultes n'en sont cependant pas entièrement exempts ; témoins certaines affections rhumatismales qui surviennent quelquefois à la suite d'un long séjour dans des lieux humides ou à la suite d'excès vénériens, et qui des tissus fibreux ont passé aux tissus osseux, et notamment au corps des vertèbres dont elles ont occasioné le gonflement ou la carie.

On peut même rapporter à cet ordre les courbures qui surviennent chez quelques femmes à la suite de leurs couches, et qui résultent d'un relâchement des fibrocartilages inter-articulaires; quoique néanmoins dans ce cas les muscles jouent encore un rôle très-actif dans la

production de la courbure ; mais leur action n'est que
secondaire, et ne devient défavorable que par l'état vicieux de la colonne : aussi est-ce vers cette dernière
que doivent être dirigés les moyens curatoires.

Les caractères extérieurs de ces courbures sont donc
assez saillans pour qu'on puisse aisément, au simple
aperçu, les distinguer de celles du premier ordre ; lors
même que la maladie de laquelle elles dépendent aurait
entièrement disparu, et n'aurait laissé aucune trace de
sa fâcheuse action dans les parties osseuses étrangères
aux parois de la poitrine. Mais le pronostic qu'on doit
établir à leur égard est toujours infiniment plus fâcheux
que celui qu'on peut porter sur les premières : 1° parce
que la disposition pathologique qui les a déterminées est
en général trop profonde pour qu'on n'ait pas lieu de
craindre que, combattue quelque temps avec succès,
elle ne se reproduise bientôt et n'occasionne de nouvelles courbures, ou n'aggrave celles qui existent ;
2° parce que la guérison complète de la maladie, quelque bien établie qu'elle soit, loin d'entraîner la disparition de la courbure ne fait que la consolider davantage, puisque la courbure n'existe réellement que
lorsque les vertèbres altérées se sont soudées entre
elles, et que cette soudure est, dans les cas même les
plus favorables, le résultat le plus ordinaire et celui
que tend à produire l'immobilité à laquelle le malade est

si long-temps condamné ; 3° parce qu'elles maintiennent l'économie dans un état constant de détérioration , en s'opposant au développement des poumons et du cœur; soit que la poitrine se soit accrue conformément à la mauvaise disposition de la colonne , soit que ces organes , aussi bien que ceux de la cavité abdominale , se trouvent refoulés et gênés dans leurs fonctions par la saillie intérieure que forment les extrémités de la courbure en avant ou en arrière, toujours assez rapprochées l'une de l'autre.

Une vérité qui n'est malheureusement que trop évidente , c'est que les familles de l'ancienne noblesse, que le préjugé ridicule de la naissance force à s'allier entre elles dans un cercle étroit, fournissent plus d'enfans rachitiques , et par suite bossus , que les autres rangs de la société. Il est vrai aussi que ces familles perdent de jour en jour cette affligeante prérogative, à mesure que les secousses imprimées à notre état social par la révolution font une nécessité de ce que le physiologiste appelle le croisement des races, c'est-à-dire obligent la noblesse à chercher des alliances dans les rangs des industriels , et permettent à ces derniers d'aborder à la noblesse.

Enfin, s'il est facile d'expliquer pourquoi les rachitiques et les bossus sont plus fréquens dans les rangs élevés de la société qu'ailleurs , il n'est pas difficile non

4.

plus de trouver pourquoi les difformités de la taille affectent de préférence les jeunes filles de la figure la plus agréable; c'est que des cheveux blonds, des yeux bleus, une peau blanche, des pommettes rosées, des dents blanches, un air langoureux, sont en même temps les attributs les plus communs de la beauté chez les jeunes filles, et l'indice d'un tempérament lymphatique, dont le scrophule est souvent le premier résultat, et le rachitis le dernier.

CHAPITRE DEUXIÈME.

*Des courbures de la colonne vertébrale, considé-
rées sous le rapport de leur traitement.*

§ I.

*Des moyens de prévenir les courbures de la colonne
vertébrale, et de les reconnaître quand elles commencent à se former.*

La femme est évidemment appelée à mener une vie
moins agitée et moins bruyante que celle de l'homme,
et malgré les raisonnemens ampoulés de quelques faux
logiciens, qui ont eu la bizarre prétention de prouver
que la réserve et la timidité de la femme, aussi bien
que sa faiblesse, n'étaient qu'un résultat de la tyrannie
de l'homme, qui, pour assurer son empire, l'accoutu-
mait de bonne heure à porter les chaînes d'un dur es-
clavage, il n'en reste pas moins certain que ce sont
bien moins nos institutions que le vœu de la nature
elle-même qui la condamnent à une vie sédentaire et
à une réserve continuelle. N'a-t-on pas une preuve
frappante de cette vérité dans l'organisation de la

femme ? Quel contraste choquant n'offrent pas toutes ses formes avec l'idée de la force et de quelque exercice violent, et quel goût n'apporte-t-elle pas dès sa plus tendre enfance à s'adonner sans contrainte aux jeux ou aux occupations qui n'exigent aucuns mouvemens brusques et forcés ?

Cette vérité est donc incontestable ; mais avouons que les conventions sociales, dans les nations modernes, ont outrepassé les bornes que la nature a prescrites à cet égard, et reconnaissons que l'état d'indolence, d'inertie et d'oisiveté physiques, auquel nous condamnons la plupart des jeunes filles, n'est propre qu'à retarder l'accroissement de leurs organes et à s'opposer à la régularité de leurs formes, en même temps qu'il développe cette susceptibilité nerveuse qu'agacent les premiers efforts des causes morales, cette timidité d'esprit et de caractère qui ne leur est que trop naturelle, cette pusillanimité, enfin, que les moindres accidens peuvent mettre en jeu.

Les peuples anciens, qui prenaient tant de soins pour se procurer des citoyens sains et robustes, et qui attachaient la plus sérieuse attention à l'éducation des jeunes filles, comme étant destinées à perpétuer et à nourrir une postérité vigoureuse, les soumettaient aussi bien que les jeunes garçons du même âge à différens exercices corporels. N'est-ce pas dans ces divers établisse-

mens désignés sous le nom de *gymnases,* que les jeunes
gens des deux sexes, souvent sans d'autres voiles que
ceux de la candeur et de l'innocence, véritables garans
des mœurs, allaient puiser, au moyen d'exercices con-
formes à leur organisation et à leur destinée, l'un, la
source d'un impétueux courage et d'une mâle fierté,
l'autre, le germe heureux de ces grâces et de cette
beauté parfaites dont une foule de marbres antiques
nous offrent d'inimitables copies, et que nous sommes
souvent forcés de désigner sous le nom d'*idéales,* tant
l'ensemble des formes qui les constituent est difficile à
retrouver parmi nous?

Qu'il y a loin, en effet, de ces exercices où tous les
membres en liberté se développaient en force et en
grâce, à ces promenades compassées, ou mieux à ces
marches lentes et calculées, auxquelles on assujettit les
jeunes filles, qui, pour la plupart, par leur tournure
contrainte et gênée, décèlent assez qu'elles ne sont que
les martyrs de nos préjugés et les tristes victimes
d'une éducation mal entendue! La danse, qui serait
sans contredit un genre d'exercice très-avantageux pour
favoriser le développement régulier de la constitution
physique des jeunes filles, si elle était parmi nous ce
qu'elle était chez les anciens, est malheureusement,
dans son rhythme moderne, presque aussi capable d'affaiblir que de fortifier leurs organes; car elle n'offre, la

plupart du temps, qu'une série monotone de mouvemens gênés et de pauses qui ont plutôt pour but d'offrir l'aspect de la volupté, que de mettre en action les
différentes parties du système musculaire.

L'inaction à laquelle sont condamnées les jeunes
filles, à quelque rang de la société qu'elles appartiennent, est assurément une des principales causes qui
s'opposent au développement régulier de toutes leurs
formes, et qui rendent si nombreuses celles qui sont at-
teintes de quelque difformité. Mais leurs vêtemens n'ont
pas une part moins active que le défaut d'exercice dans
la production de ce triste résultat. C'est en vain qu'une
foule d'hommes éclairés, animés du zèle de la philan-
tropie la plus pure, ont, par de touchantes exhorta-
tions, conjuré les femmes de n'adopter que des manières de se vêtir qui n'altérassent ni leur santé ni leur
beauté : leur voix, qui n'était que l'écho fidèle de la
raison et de la vérité, a été jusqu'ici et sera peut-être
long-temps encore par malheur impuissante contre
l'empire fatal de la mode, et l'ascendant bizarre des
préjugés.

La partie des vêtemens des femmes contre laquelle
on s'est élevé avec le plus de force et de justice, est
cet instrument de constriction circulaire appliqué sur
la poitrine et connu sous le nom de corset; instrument
barbare qu'inventa la coquetterie la plus dépravée,

pour donner à la taille une finesse qu'elle ne doit point avoir, ou pour masquer quelques-unes de ses défectuosités qu'il ne fait souvent qu'accroître.

L'écrivain dont l'éloquence pouvait seule opérer des prodiges, Rousseau, s'éleva contre cette corruption du goût qui porte à croire que la taille est d'autant mieux faite que la poitrine est plus rétrécie, avec toute la force de son génie et toute la chaleur du tendre intérêt qu'il prenait pour la jeunesse; mais sa dialectique, quelque naturelle et entraînante qu'elle fût, a cependant échoué, et nous sommes réduits aujourd'hui à former des vœux pour que les femmes ne se soumettent à ce supplice volontaire que le plus tard possible, c'est-à-dire seulement à l'époque où leur corps aura touché au terme de son entier développement, et à souhaiter que celles qui ont payé à la nature le tribut de la maternité, veuillent bien se persuader que les motifs qui rendent à leurs yeux l'usage des corsets indispensable, n'existent du moins pas pour leurs filles encore dans l'enfance.

Que les corsets des jeunes filles, s'il leur en faut absolument, soient dépouillés de ces tiges de baleine et de ces lames d'acier qui leur donnent l'aspect d'un étui, et qu'ils ne soient formés que d'un tissu ferme, mais élastique, qui, en soutenant convenablement le corps, puisse se prêter à tous ses mouvemens sans nuire au libre développement de la poitrine, et sans frapper d'une sorte de stupeur les muscles qui sont chargés de donner à la colonne vertébrale ce degré de résistance qui, dans les corps bien développés, permet à cette tige osseuse de soutenir convenablement les parties qu'elle est destinée à supporter, et de fournir un point d'attache solide aux tissus contractiles qui aboutissent à elle. Une dilatation naturelle de la poitrine, et un développement convenable des muscles qui recouvrent cette cage osseuse, ne contribueront pas sans doute à donner à la taille cet aspect effilé ou mieux cette tournure efflanquée dont les jeunes filles sont si avides; mais le problème de la beauté et de la régularité des formes n'en sera pas moins résolu; car il me semble qu'il doit suffire aux femmes les plus ambitieuses de briller par des attraits naturels, et de n'avoir pas la taille plus fine que la Diane chasseresse ou la Vénus de Médicis.

Que les femmes qui se chargent du soin non moins difficile qu'important d'élever des jeunes filles, soient donc bien convaincues que leurs élèves sont appelées à briller dans le monde, autant par les avantages extérieurs que par l'éclat de leur esprit; et qu'elles sachent que si des exercices corporels, méthodiquement combinés, n'entrent pas comme partie essentielle dans le plan de leur éducation, elles les exposeront à être privées pour toujours de cette élégance de la taille qui efface souvent à nos yeux la beauté de la figure.

Celles de ces jeunes filles qui auraient quelques dispositions à une déformation de la taille, doivent être amenées par une émulation adroitement soutenue à employer le moment si court des recréations, à se livrer sans contrainte aux jeux de la corde, du cerceau, du volant, et d'une foule d'autres exercices qui exigent des mouvemens continus, et dans l'exécution desquels les muscles des deux moitiés du corps entrent pour une part égale. Les jeunes personnes habituellement délicates, ou convalescentes d'une maladie qui les aurait plongées dans un grand état de faiblesse, celles qui seraient nées de parens difformes, celles qui prendraient un accroissement subit en hauteur, celles enfin qui étudieraient le dessin, la musique et surtout la harpe, même le piano, doivent être l'objet d'une surveillance particulière.

Il arrive quelquefois que, malgré toutes les précautions qu'on peut prendre, le corps de quelques jeunes filles perd sa régularité : c'est ce dont il importe que les institutrices s'aperçoivent de bonne heure, afin qu'on puisse de suite apporter le remède convenable; aussi doivent-elles suivre avec attention les progrès du développement de la constitution physique de leurs élèves, et surtout la région postérieure du tronc la plus susceptible de se déformer; voici la base sur laquelle doit être réglé cet examen qu'on ne saurait renouveler trop souvent.

Pour être placées convenablement, les épaules doivent être exactement à la même hauteur, leur partie supérieure doit correspondre parfaitement au niveau de la première côte, les bases ou bords internes des omoplates doivent être très-rapprochées l'une de l'autre, et ne faire, lorsque les bras sont pendans le long du corps, qu'une saillie à peine sensible; l'une et l'autre épaule doivent être également arrondies et saillantes. Dans cet état, les clavicules sont dirigées obliquement de dedans en dehors, de devant en arrière, et un peu de bas en haut, et le sommet de la poitrine en est la partie la plus large. Enfin un ruban étroit et supportant un poids, doit, étant appuyé directement sur le sommet de la tête, rencontrer partout la série des apophyses des vertèbres, qu'une légère inclinaison du corps en avant rendrait assez saillantes pour qu'on distinguât exactement leur direction, si elles se trouvaient cachées sous les parties molles qui les recouvrent. Ce ruban doit tomber perpendiculairement sur une ligne qui appuierait de chaque côté sur les hanches, comme on le voit aux planches 1re et 6e.

Ces données sur la conformation régulière de la taille sont les seules qu'il importe d'acquérir chez les jeunes filles qui ne sont point encore parvenues au

terme de leur entier accroissement, et les résultats que
fournit l'examen auquel elles servent de bases suffisent
le plus ordinairement pour faire présager un développement régulier de la constitution physique. Mais si
l'on voulait avoir une connaissance positive du degré
de perfection de la taille, ou mieux de la totalité du
torse (dont la colonne épinière est la clef ou la partie
centrale), chez une jeune personne entièrement formée, il faudrait avoir présentes à la mémoire les proportions que l'étude approfondie de ce que, dans le
style des beaux-arts, on nomme la belle nature, a
prouvé devoir exister dans l'ensemble de l'organisation
physique de la femme, considérée isolément ou mise
en parallèle avec l'homme. (*Voyez la planche* 6*.*)

Le point central ou le milieu du corps, chez une
femme bien conformée, doit répondre immédiatement
à la partie supérieure du pubis, ou en arrière à l'articulation du coccix avec le sacrum, marquée à l'ex-
térieur par la saillie osseuse qui termine inférieurement
la tige que forme l'union du sacrum avec la colonne
vertébrale, saillie indiquée par le point C. Le torse doit
former une pyramide dont le sommet est en haut et la
base en bas, de telle sorte qu'une corde terminée par
un plomb, appuyée sur le moignon de l'épaule, dans la
station parfaitement verticale, doit être repoussée par
la saillie de la hanche à laquelle cette même corde ne

toucherait pas chez l'homme. Quand les épaules sont parfaitement placées, et que les bras sont étendus le long du corps, l'articulation de la main à l'avant-bras ou le poignet, mais particulièrement l'éminence osseuse qui surmonte en dedans cette articulation, doit reposer sur la partie osseuse la plus saillante de la cuisse, désignée en anatomie sous le nom de grand trochanter; d'où il résulte que dans cette position l'extrémité des doigts n'atteint pas, comme chez l'homme, la partie moyenne de la cuisse. Quant à la connaissance qu'on voudrait acquérir de la conformation régulière du bassin, lorsque la colonne vertébrale est droite, que les hanches sont absolument à la même hauteur et forment la saillie convenable, et que le bord supérieur du coccix répond parfaitement à celui de la symphise du pubis, il est fortement à présumer qu'il a les dimensions naturelles. Des détails relatifs à ce sujet nous sont étrangers, et appartiennent spécialement à l'art des accouchemens.

§ II.

De l'insuffisance et des dangers des lits mécaniques à extension employés pour le redressement de la colonne vertébrale.

Chercher à étendre la colonne épinière pour effacer les courbures accidentelles qu'elle pourrait offrir, n'est certainement pas une idée nouvelle, comme quelques orthopédistes le soutiennent et affectent de le croire. Non seulement cette méthode de traitement était celle qu'avaient en vue Glisson (1), en recommandant l'escarpolette anglaise, et Nuck un collier de suspension; mais Levacher la décrivit en détail dans un mémoire inséré parmi ceux de l'Académie Royale de Chirurgie, pour l'année 1768, et l'exécuta quelque temps au moyen d'une machine perfectionnée, sur laquelle furent évidemment copiée celle que conseilla M. Portal en 1777 (2), ainsi que pusieurs autres machines, et qui donna naissance aux lits extenseurs tant vantés de nos jours, mais dont l'invention appartient à un orthopédiste suisse nommé Venel (3).

L'espèce d'oubli dans lequel cette méthode de traitement est restée pendant le quart de siècle qui vient de s'écouler, était loin de faire pressentir qu'il se trouverait des praticiens assez hardis pour la ressusciter de nos jours; mais malheureusement long-temps encore il existera en médecine des hommes qui, plus jaloux de leurs propres intérêts que du bien général, fe-

(1) *Tractatus de rachitide.*

(2) *Mémoires de l'Académie des sciences.*

(3) *Mémoires de la Société des sciences physiques de Lausanne.* On y trouve une dissertation accompagnée d'une gravure représentant le lit mécanique à extension.

ront, de quelques modifications apportées à des procédés
désavoués par la raison et tombés en désuétude, l'objet
d'importantes spéculations; et il est tout naturel qu'ils
choisissent de préférence , parmi ces procédés , ceux
dont l'abandon a été déterminé plutôt par la prévention
défavorable qu'inspira la difficulté de leur emploi ou
la lenteur de leur action, que par l'appréciation exacte
des dangers qu'ils entraînent; ceux, en un mot, qui ne
furent que l'objet d'une sorte d'indifférence, tandis
que l'honneur de l'art et l'intérêt public exigeaient
qu'ils reçussent une réprobation aussi formelle que ri-
goureusement motivée.

Quelques hommes d'un talent éminent prêteraient
en vain l'appui de leur nom à ces procédés bizarres;
ils ne sauraient empêcher qu'on n'en fît justice , ou du
moins qu'une discussion judicieuse n'en démontrât les
imperfections et tous les inconvéniens. L'indifférence
pour le bien public n'est pas telle encore que, s'il existe
des hommes assez complaisans pour donner leur assentiment à des manœuvres dangereuses, il ne s'en trouve
aussi d'assez hardis pour chercher à prévenir les suites
de cette coupable condescendance.

Examinons donc jusqu'à quel point cette méthode
peut remplir les indications thérapeutiques qui ressor-
tent de la connaissance exacte des causes de chacun
des deux ordres de courbures que nous avons établis,

et la réduisant ainsi à sa juste valeur, il nous sera facile de prouver : 1° que, quelque légère que soit une courbure de l'épine, il est impossible de l'effacer complètement sans danger pour la vie, en tirant en sens inverse les deux extrémités du tronc ; 2° qu'en admettant même que ce redressement soit possible, il ne peut être durable, puisqu'il ne détruit en rien l'irrégularité de l'action des puissances musculaires, de laquelle dépend le plus grand nombre des courbures ; 3° que dans le cas où cette difformité est le résultat d'une altération de la substance même des vertèbres, l'alongement ou l'extension de la colonne ne saurait lui rendre sa rectitude naturelle, puisque cette rectitude repose sur l'intégrité du corps des vertèbres ou de ses ligamens, dont le tissu a pris part à l'état maladif de quelques systèmes généraux de l'économie, état que l'inaction à laquelle condamnent des machines quelconques n'est propre qu'à aggraver, s'il existe encore, ou à reproduire s'il a disparu ; 4° enfin, que parmi ces machines, celles qui sont attenantes à des lits doivent être les moins efficaces de toutes, quand leur emploi semble être tolérable, puisque, maintenant tout le corps dans une immobilité complète, elles empêchent qu'on ne puisse faire concourir l'exercice actif des muscles au rétablissement ou au maintien de la santé, comme le permettait en partie la machine de Levacher, connue dans les ateliers des bandagistes sous le nom de *minerve*, dont l'action était verticale et plus facile à diriger convenablement, par cela même qu'elle était infiniment moins compliquée.

1°. La détermination exacte du véritable mode d'action des causes des courbures du premier ordre, conduit nécessairement, et sans nul doute, à la connaissance précise des moyens thérapeutiques qu'on peut leur opposer avec espoir de succès. Quels que soient ces moyens, ils doivent avoir un seul but, c'est de rétablir l'équilibre détruit entre les forces musculaires antagonistes, dont la colonne est destinée à supporter l'action ; et ils ne donneront ce résultat qu'autant que leur effet immédiat sera d'augmenter le développement, et par suite l'énergie des muscles qui ont cédé. Cette assertion est incontestable : voyons si l'extension, continuée ou non, agit conformément au principe physiologique sur lequel elle repose.

Quelque variées et de quelque nature que soient les puissances employées pour opérer l'extension de la colonne épinière, elles doivent avoir pour résultat commun d'éloigner ses extrémités l'une de l'autre, et par suite de l'étendre aux dépens de ses courbures : ce premier effet de l'extension n'a donc rien de commun avec l'indication curative qui ressort naturellement du diagnostic des courbures de cet ordre, puisque cette indication doit avant tout avoir trait à la cause, et que l'extension est uniquement dirigée contre un résultat.

Aussi, que doit-il arriver de l'emploi de cette extension, si ce n'est qu'aussitôt que la colonne sera soustraite à l'action des puissances extensives, elle cédera de nouveau à l'effort attractif des muscles qui l'ont primitivement détournée de sa rectitude naturelle, et qui auront alors d'autant plus d'avantages que la colonne sera moins propre à résister; car l'alongement n'a lieu que parce que les parties qui unissent entre elles les vertèbres, et plus particulièrement les ligamens intervertébraux, ont été distendues par des tiraillemens continuels. L'effet inévitable de cette distension prolongée est donc d'augmenter la flexibilité de la totalité de la colonne, en facilitant le jeu isolé des vingt-quatre pièces osseuses qui la composent. Ce résultat fâcheux de l'action musculaire sera même encore aidé par la pression des parties supérieures du corps; qui dès - lors ne trouveront plus dans la colonne ainsi alongée un support assez solide.

Les partisans de l'extension se fondent sans doute sur cette opinion que les parties du corps humain, semblables aux branches des arbres, n'ont besoin que d'être maintenues dans une situation donnée pour s'accroître et se développer suivant la direction qu'on leur imprime. Ils ne font pas attention que dans les plantes qui sont destinées à croître et à mourir au lieu qui les a vues naître, la force de développement est partout uniforme, qu'elle ne reçoit conséquemment aucune atteinte de l'application des moyens à l'aide desquels on incline en sens inverse les branches ou les rameaux; tandis que chez l'animal l'exercice et la liberté sont deux conditions indispensables à l'accroissement matériel et à l'entretien de l'énergie des organes. Comprimés en partie et privés de mouvement, on les verra bientôt languir, diminuer de volume, et devenir incapables d'exécuter aucun effort, de remplir aucune fonction. Aussi, maintenues droites par la puissance de supports étrangers, et présentant alors un aspect assez favorable, ces parties abandonnées à elles-mêmes ne manqueront pas de s'affaisser davantage et de présenter par conséquent des difformités plus étendues. (1)

Quant à la faculté qu'on croirait pouvoir attribuer à l'extension, d'affaiblir les muscles prépondérans, et de remettre par là la colonne dans le cas de reprendre sa forme naturelle, elle est évidemment tout-à-fait chimérique, car la distension est ressentie par les muscles faibles comme par ceux dont l'action est dominante; et en suppo-

____

(1) *Dictionnaire abrégé des Sciences médicales*, article *Vertèbre*.

sant même, ce qui n'est certainement pas, que ces derniers en éprouvassent plus particulièrement les effets,
les choses resteraient dans le même état, parce que la
colonne ne s'étant courbée qu'en cédant à une puissance
active, ne se redressera que sous l'influence d'une autre puissance également active, diamétralement opposée, mais qui devra être d'autant plus forte que la courbure sera plus ancienne et plus prononcée. Il est donc
bien facile de reconnaître que l'exercice soutenu des
muscles faibles, et le repos de ceux qui dominent, remplissent, dans le commencement de la maladie surtout, les principales conditions requises pour la guérison des courbures par action musculaire, et que
l'extension n'en remplit absolument aucune.

Jusqu'ici j'ai raisonné dans l'hypothèse la plus favorable à l'extension; car je l'ai combattue en supposant
pleinement la possibilité de son exécution; mais il n'en
est point ainsi, parce que de deux choses l'une : ou
l'extension est modérée, et dès-lors ses effets deviennent
insuffisans pour l'effacement de la difformité; ou elle est
assez forte pour opérer le redressement de la colonne,
et alors elle peut être suivie d'accidens dont quelques-
uns peuvent devenir subitement mortels. C'est ce que
je prouverai quand, après avoir montré que l'extension n'a pas de résultat plus avantageux dans les courbures du second ordre que dans celles du premier, j'exa-

minerai en détail la forme des lits proposés pour l'exécuter, et que je démontrerai que ces lits ont non-seulement tous les inconvéniens attachés aux autres machines
à extension depuis long-temps connues, mais qu'ils en
ont encore d'autres qui dépendent uniquement de leur
manière particulière d'agir.

2°. Si nous passons maintenant aux indications thérapeutiques appropriées aux courbures du second ordre, nous trouvons que ces indications doivent varier
suivant qu'on examine la colonne vertébrale dans le
moment de la formation de la courbure, c'est-à-dire
dans le moment où l'altération des vertèbres ou de ses
fibro-cartilages, n'est que le symptôme d'une affection
générale, ou suivant qu'on l'observe quand elle est
maintenue courbée, soit par la disparition d'un des côtés
des fibro-cartilages, soit par la réunion en une seule
masse des vertèbres altérées. Dans le premier cas, c'est
la maladie principale qu'il faut combattre, et tout ce
qu'on peut se permettre du côté de la colonne, c'est
d'établir un centre permanent d'irritation sur la peau,
capable d'absorber, ou du moins de contre-balancer la
phlogose érosive, dont les vertèbres malades sont alors
le siége; mais le repos le plus absolu de la colonne est
indispensable, car tous les mouvemens qu'on lui imprimerait ne seraient propres qu'à aggraver la maladie,
en entretenant l'irritation, et en la maintenant fixée

sur celles de ses parties qui sont affectées. Cette vérité est tellement sensible, que les partisans les plus outrés de l'extension la reconnaissent, et que, loin de la combattre, ils cherchent à la faire ressortir, peut-être moins, il est vrai, par conviction, que pour saisir l'occasion de se montrer éloignés d'une opinion trop exclusive.

Maintenant que peuvent faire, dans le second cas, les tentatives d'extension ? Faites de bonne heure, ces tentatives doivent nécessairement exposer les malades à une rechute, par les tiraillemens qu'éprouveront de toutes parts les vertèbres naguère altérées ; faites à une époque où l'union de ces dernières, l'ankylose, en un mot, est complète, leur action est absolument nulle contre le centre de la courbure. Ces tentatives peuvent bien distendre, assouplir les substances ligamenteuses qui unissent les vertèbres voisines de celles qui sont soudées, et par là favoriser à la longue la diminution des déviations accessoires à la courbure principale, tant que le corps sera soumis aux puissances mécaniques chargées d'exécuter l'extension ; mais soustraite à leur action, la colonne vertébrale, dans la plupart des cas, comme nous l'avons déjà dit, sera encore plus disposée à se courber ; d'abord parce que les vertèbres plus mobiles céderont plus facilement au poids de la tête et des épaules ; ensuite parce qu'elle se laissera plus facilement entraîner par l'action de muscles de la partie convexe de la courbure , qui s'opposent sans cesse à ce que le corps suive la direction dans laquelle son inclinaison tend à l'entraîner.

L'orthopédiste qui répondit au mémoire que j'avais fait insérer en 1825 dans le cahier d'août des *Archives de Médecine*, au lieu de s'attacher à combattre de suite une des quatre assertions fondamentales que j'avais émises contre la méthode de l'extension , se contenta de dire que *la première, l'unique, l'essentielle indication qui se présente dans toute déviation de colonnes vertébrales, actuellement indépendante de maladies internes, est d'agir sur la partie la plus épaisse des coins que forment actuellement plusieurs ligamens intervertébraux.* A cela je répondrai d'abord que dans le plus grand nombre des déviations occasionées par une altération primitive des parties qui composent la colonne vertébrale , cette dernière se déjette moins assurément par l'épaississement de la portion des vertèbres ou des fibro-cartilages qui répond à la convexité de la courbure , que par la diminution à la suite d'un ramollissement, d'une absorption ou d'une carie de la portion qui correspond à la concavité.

Ensuite, en supposant même que la colonne fût maintenue courbée par *les coins que forment plusieurs ligamens intervertébraux,* et que l'indication thérapeutique fût d'exercer sur ces coins *une pression exacte, continue et prolongée*, le moyen de remplir cette prétendue indication serait de chercher à reporter sur eux le poids du corps par l'inclinaison de la colonne de leur côté, et non pas d'étendre cette dernière, puisque toute tentative d'extension a évidemment pour résultat d'augmenter l'espace qui sépare les vertèbres, et de diminuer par là la pression à laquelle chacune d'elles est soumise de la part de celle qui lui est superposée.

D'ailleurs il serait un moyen bien simple de prouver à cet orthopédiste que la pression, sur la nécessité de laquelle il insiste, est une assertion évasive arrachée par la nécessité de répondre, et rien de plus. Ce moyen consiste à lui poser le dilemme suivant: De deux choses l'une; ou bien la pression que les parties placées au-dessus des vertèbres altérées exercent sur ces dernières et leurs fibro-cartilages, est favorable au redressement de la colonne, ou bien elle lui est contraire. Si elle est favorable, pourquoi tous les partisans de l'extension ont-ils soutenu jusqu'à présent que les lits mécaniques avaient sur les machines à extension connues l'avantage immense *de lutter contre la pression que le poids du corps exerce sur les vertèbres altérées?* si cette pression est nuisible, pourquoi avancer aujourd'hui que *toute l'indication thérapeutique consiste à la favoriser?*

Enfin, en admettant encore que la nutrition, s'opérant autour des parties alongées, les maintînt daus l'état de redressement auquel les aurait conduites l'extension employée fort long-temps, cet état ne saurait être durable; car les parties précédemment courbées, ne l'ayant été que par l'ankylose de quelques vertèbres, le resteront nécessairement tant que rien ne sera changé du côté de ces dernières. S'il y a une perte de substance sans ankylose, certes ce serait espérer trop de la nature que de supposer que la nutrition redonnera précisément aux parties altérées la portion de tissu qu'elles auront perdue. Mais cet effet de la nutrition est une hypothèse bien gratuite, parce que, quelque dociles et courageux que soient les malades, il leur faudra au moins deux heures de repos dans la journée, et ce temps suffira pour détruire tout ce qu'aurait pu faire la nutrition. Levacher avoue lui-même (1) que le grand nombre d'enfans qui, après avoir porté sa machine, sont devenus plus contrefaits qu'ils ne l'étaient avant, doit engager à en prolonger l'emploi chez quelques-uns au-delà même de l'époque de la puberté.

Voilà, il me semble, plus de raisons qu'il n'en faut pour prouver que l'extension n'est pas plus propre à faire disparaître les courbures du second ordre que celles du premier, puisque si, dans celles-ci, elle ne modifie d'aucune manière la puissance musculaire qui

____

(1) *Traité du Rachitis*, page 359.

a entraîné la colonne hors de sa direction naturelle , dans celles-là elle n'annulle en rien la cause qui maintient la colonne courbée, que cette cause soit une perte de substance survenue à quelques vertèbres , ou la soudure de quelques-unes entre elles , avec accroissement irrégulier de leurs apophyses et des autres parties qui entrent dans la composition de la poitrine, telle que la courbure contre nature des côtes , et leur renversement.

3°. Mais , en faisant ressortir l'insuffisance de l'extension appliquée au redressement de la colonne épinière , j'ai, comme je l'ai dit plus haut , constamment raisonné dans le sens le plus favorable à l'opinion de ses partisans : j'ai supposé que la colonne pouvait être distendue sans obstacle , et surtout sans danger. Il s'en faut que la chose soit ainsi. Pour que l'extension s'exécutât régulièrement , il faudrait , avant tout , que les deux puissances chargées de l'exécuter, quelles qu'elles fussent, opérâssent sur les extrémités mêmes de la colonne ; or c'est ce qui ne peut avoir lieu : l'une agit en entraînant ou en fixant la tête , et l'autre le bassin ; de telle sorte que le premier effet de leurs efforts réunis est de tendre à séparer la tête et le bassin d'avec le reste du corps ; aussi leur action sur la colonne est-elle d'abord assez difficile à calculer , par cela même qu'elle n'est que secondaire.

, Ensuite , toutes les parties de la colonne opposent-
elles aux tractions une égale résistance ? Non , sans
doute . : les vertèbres dorsales ont avec les côtes une
seconde articulation qui les unit plus intimement; les
lombaires sont recouvertes d'une énorme quantité de
faisceaux articulaires et musculaires ; les cervicales
n'ont aucun de ces moyens de résistance ; aussi sup-
portent-elles plus particulièrement l'effet de ces tractions ; ce qui est tout-à-fait contraire au résultat désiré ;
puisque ce sont les vertèbres de la région dorsale qui
sont le plus susceptibles de dévier de leur direction naturelle, et par conséquent celles aux dépens desquelles
devrait s'obtenir la plus grande partie de la distension.

. Toutes les parties qui s'attachent directement ou
indirectement à la colonne , n'éprouveront - elles pas
aussi les effets de la distension ? Dès-lors comment concevoir que des muscles qui ne sont pas plus épais que
ceux du cou, supporteront, sans être affectés, des efforts qui, pour avoir quelque résultat, devront être
poussés au point de faire prêter les ligamens et les fibro-
cartilages qui unissent les vertèbres entre elles ? Les
vaisseaux et les nerfs , si nombreux dans cette région ,
pourront-ils être continuellement tiraillés sans danger
pour leur action et leur texture? La distension des vaisseaux sanguins surtout, en effaçant les nombreuses si-
nuosités de ceux qui avoisinent la tête , ne pourra-t-elle

pas permettre au sang déjà refoulé du dehors au dedans par la compression qu'exerce de ce côté l'une des extrémités de la machine à extension, de se porter au cerveau avec une force capable d'occasioner les plus graves accidens?

Pour être convaincu de la réalité de ce danger, il suffit de voir la figure des jeunes filles soumises à l'extension, se couvrir tout à coup d'une rougeur qui va chez quelques-unes jusqu'à la lividité et qui coïncide quelquefois avec une violente céphalalgie et cet état brillant des yeux, symptôme précurseur assez ordinaire de l'apoplexie. Les orthopédistes eux-mêmes ne regardent-ils pas certain degré dans la rougeur de la face comme un des signes les plus importans de ceux qui indiquent qu'il serait imprudent de porter l'extension plus loin, ou de la continuer plus long-temps?

Enfin la moëlle épinière pourra-t-elle être tiraillée sans courir aucun risque de s'alonger aux dépens de sa structure naturelle, elle dont les enveloppes sont si fines et si irritables, le tissu si délicat, les fonctions si importantes, et les moindres lésions si souvent et surtout si promptement mortelles? D'ailleurs comme les effets de la traction portent plus particulièrement sur le cou, et notamment sur la partie la plus voisine de la tête, n'a-t-on pas encore lieu de craindre que les parties n'en viennent au point de ne résister que faiblement, et qu'à force de s'alonger elles ne permettent à la force de traction d'agir uniquement sur les deux premières vertèbres cervicales et sur les ligamens qui les unissent ensemble? Mais si ces ligamens se relâchent, ne pourront-ils pas le faire tout à coup, au moment où on y pensera le moins, sous l'extension la plus ordinaire, et déterminer la luxation ou du moins un commencement de luxation de l'apophyse odontoïde, capable d'occasioner la compression de la moëlle épinière et de causer la mort sur-le-champ?.............

N'est-ce pas ainsi qu'ou a vu périr des enfans qu'on suspendait inopinément par la tête; que leur faisait-on autre chose, pourtant, qu'étendre le cou au moyen du poids du corps, de la même manière que le font les machines à extension, quelque compliquées, même parfaites qu'elles puissent être? Or, la continuité de la distension ne pourra-t-elle pas faire à la longue ce que le poids du corps multiplié par la vîtesse de l'élévation aura fait tout à coup? M. Maisonabe persiste à ne pas concevoir la possibilité d'un tel danger. Eh bien, pour employer une comparaison qui sera sans doute plus à sa portée, je lui demanderai comment les ménagères tuent les lapins; n'est-ce pas en luxant une vertèbre cervicale par l'alongement de la colonne vertébrale, exécuté au moyen des mains placées l'une vers la base de la tête et l'autre sur le bassin? Cette opération, dont

les suites sont si promptement mortelles, n'exige pas,
comme on le sait, un très-grand effort ; et si, après la
mort de l'animal, on ouvre le canal rachidien, on voit
avec étonnement, surtout quand l'exécution a été faite
par une main exercée, que la moëlle épinière n'a très-
souvent éprouvé aucune altération physiquement ap-
préciable. Quand je manifestais cette crainte pour la
première fois, je supposais que l'extension s'opérait
d'une manière lente et graduée ; mais combien n'a-t-on
pas plus lieu de redouter tous ces différens accidens,
quand on entend M. Maisonabe donner le précepte suivant (1) : *Il convient d'ailleurs de modifier de telle
sorte ces tractions, qu'elles s'opèrent plutôt par secousses que par distension lente et progressive.*

Ajoutons à tous ces dangers les graves inconvéniens
qui doivent être la suite inévitable de la compression
que les deux extrémités des machines à extension doivent exercer sur les parties auxquelles elles s'adap-
tent. Vers la tête ce sera une excoriation des parties
qui recouvrent le bord libre et l'angle de la mâchoire
inférieure, ou un gonflement œdémateux du cuir che-
velu et de violentes céphalalgies sus-orbitaires, suivant
que la machine agira en poussant la tête ou en l'attirant
à elle. Vers le bas du tronc, ce sera un refoulement

(1) Voyez son *Journal sur les difformités*, deuxième numéro,
page 227.

constant des os iliaques, et un obstacle à l'accroissement régulier du bassin.

Ce dernier accident est surtout à craindre chez les
jeunes filles aux approches de la puberté, époque où chez
elles le bassin s'agrandit tout à coup dans toutes ses dimensions. C'est malheureusement à cet âge que, dans les
cas de courbures modérées, on a le plus ordinairement
recours aux moyens mécaniques; car de quelque importance qu'il soit pour les enfans d'endurer une gêne,
ils ne considèrent que le bien présent; le bonheur à
venir n'est rien à leurs yeux, et ce n'est toujours qu'en
employant la force qu'on parvient à les soumettre à une
position pénible; aussi la difficulté de vaincre leur répugnance et de résister à leurs larmes, engage toujours
à différer l'emploi des moyens douloureux que récla-
merait leur état, tant que cet état ne semble pas compromettre la vie.

Chez les jeunes filles, ce n'est que lorsqu'elles commencent à connaître le prix que nous attachons à une
tournure élégante, et à voir tout l'avantage qu'en reti-
rent celles qui sont heureusement dotées à cet égard,
qu'elles se soumettent à tout; mais alors, indépendamment du plus grand degré de résistance qu'offrent
les parties vicieusement conformées, on a encore à
craindre qu'elles ne supportent toutes les tentatives de
redressement avec un courage qui en impose sur la vio-

lence des douleurs et sur la force des tractions, et qu'elles ne se condamnent d'elles-mêmes à une immobilité générale qui ne peut que retarder ou rendre orageuse l'apparition des phénomènes physiologiques qui vont former les attributs de la nubilité.

Si nous voulions même profiter des aveux arrachés par l'amour-propre à un médecin intéressé à l'exploitation d'une maison d'orthopédie (1), nous saurions que non-seulement la menstruation est interrompue chez un grand nombre de jeunes filles, mais qu'il survient des douleurs de poitrine qui imposent quelquefois l'obligation de suspendre ou de cesser le traitement, et que la traction vive exercée sur la mâchoire inférieure, finit souvent par la déplacer un peu en la portant en avant, et altère ainsi les traits de la face. Il cite même l'exemple d'une demoiselle de vingt-cinq ans, inutilement traitée à Wurtzbourg, à laquelle on a été obligé de scier les dents, parce qu'elles blessaient les gencives et même le palais.

4°. Jusqu'ici je me suis, comme on le voit, entièrement abstenu de parler des lits mécaniques, au moyen desquels on se ravise aujourd'hui de nouveau d'employer l'extension. J'ai pensé qu'il fallait combattre ce mode de traitement dans son principe avant de le réfuter dans ses moyens d'application; aussi ne me suis-je occupé que

(1) Voyez la brochure intitulée : *La vérité sur les progrès récens de l'orthopédie,* page 14.

de l'extension exécutée au moyen d'une machine quelconque tendant à éloigner la tête du bassin, quelle que soit celle de ces deux parties qu'on déplace. Ces lits agissent-ils ainsi ? oui. Sont-ils construits de manière à pouvoir compenser quelques-uns des graves inconvéniens attachés à l'extension tentée par des machines connues depuis long-temps? non. Leur description succincte suffira pour prouver la vérité de cette double assertion; bien plus elle démontrera qu'ils ont, comme je l'ai avancé, non-seulement tous les inconvéniens attachés aux machines connues et autrefois employées, mais qu'ils en ont encore qui leur sont propres.

Ces lits offrent tous l'aspect d'un lit ordinaire dont le fond, suspendu sur des courroies, est recouvert d'une couche assez épaisse de crin sous forme de matelas. Ceux qui parurent les premiers à Paris (ce fut en 1820 à-peu près) portaient sur l'un des panneaux, à quelques pouces du fond, une espèce de casque de fer destiné à embrasser la tête et à la maintenir solidement fixée au moyen d'une pièce de cuir garnie qui faisait l'office d'une mentonnière, et sur le panneau opposé la machine propre à exécuter l'extension. Cette machine était d'abord tout simplement une roue de fer dentelée, adaptée à l'extrémité d'un cylindre placé transversalement, et auquel étaient fixées, réunies en une seule par leur extrémité, deux fortes courroies qui se rendaient sur

chacun des deux côtés d'une large ceinture destinée à
embrasser le dessus des hanches. Lorsque le malade
était placé, pour ne pas dire garrotté convenablement,
la roue, dans son mouvement circulaire, entraînait les
courroies de la ceinture, et avec elles le bassin qu'on
maintenait éloigné de la tête à un point fixe, par l'a-
baissement d'un cliquet de fer apposé aux dents de la
roue. Des ressorts d'acier étaient chargés d'adoucir les
efforts de la force de traction, en opposant leur réaction
élastique à la tendance qu'ont les parties alongées à reprendre leur position première.

Mais les orthopédistes qui entrevirent le moyen de
tirer un parti avantageux de ces lits, s'aperçurent de
suite que l'application patente et sans détour à l'économie humaine d'une machine que les arts emploient journellement pour soulever les plus pesans fardeaux, ins-
pirerait au premier abord un sentiment de surprise et
de répugnance qui ne pouvait être que très-nuisible
à la réussite de leurs projets ; aussi s'empressèrent-ils
de substituer à cette roue un moyen mécanique qui
produisait le même effet, mais dont la complication ne
permettait pas d'en saisir aussi facilement l'action.
D'autres enfin, prenant pour une espèce d'approbation
l'indifférence avec laquelle la plupart des médecins ac-
cueillirent les premiers essais qu'on fit de ces lits,
indifférence bien blâmable à mes yeux, pensèrent qu'il

6.

ne s'agissait plus que de leur faire subir quelques modifications.

Partant de cette idée, l'un d'eux remplaça les forces
chargées de l'extension et de la contre-extension par
des poids de vingt-cinq à trente livres, qui, suspendus à
des cordes dirigées par des poulies de renvoi, glissent
sur des planches à bascules fixées au fond du lit, entraînent en sens opposé l'un la tête, l'autre le bassin,
et tendent ainsi à distendre la colonne vertébrale, dont
le degré d'alongement est d'ailleurs supposé pouvoir
être apprécié par l'arrivée sur tel ou tel point d'un cadran, d'une aiguille que fait mouvoir la pression qu'exercent les poids sur quelques ressorts. (1)

Si ce changement dans les puissances chargées de
l'extension n'entraîne aucune différence réelle dans
ses résultats, celui qui le conçut et l'exécuta le premier,
fit du moins preuve d'esprit, en renfermant tout l'appareil mécanique dans une caisse placée au-dessous du
fond du lit, et en débarrassant par-là la vue du pénible
spectacle de cette espèce d'instrument de torture.
J'omets à dessein d'entrer dans la description détail-

(1) Pour toute personne qui a quelque connaissance en physique,
il est évident que M. Maisonabe n'a ajouté ce cadran que pour séduire
les yeux de la multitude, en lui faisant présumer que sa machine a la
précision d'une pendule. En effet, la circonférence du cadran n'ayant
pas de rapport déterminé avec la longueur du levier, l'inclinaison
de la bascule, et l'angle que le cordon forme avec elle, ne peut servir à évaluer par ses degrés la force qu'on emploie.

lée des différens lits dont on fait maintenant usage ; car si j'oubliais dans cette description une seule pièce, le mécanicien qui le donne comme objet de son invention, ne manquerait pas de prétendre que c'est justement par cette pièce que son lit diffère de tous les autres. Mais que l'extension soit simplement exercée par des ressorts en X ou à boudins, par des barillets renfermant des ressorts de pendule, par un treuil, ou bien enfin par des poids, le but est le même : opérer l'extension de la colonne épinière dans une position horizontale ou légèrement oblique, voilà ce qui est incontestable.

Je n'ai donc avancé qu'une chose vraie en disant qu'on pouvait appliquer sans restriction à ces lits tout ce que j'ai dit de l'extension considérée d'une manière générale sous le rapport de son influence et de ses dangers ; mais j'ai prétendu aussi qu'ils avaient de très-grands désavantages sur les machines depuis long-temps connues ; en voici la preuve.

La machine de Levacher était composée d'une tige d'acier recourbée en forme de faucille dans son tiers supérieur, à l'extrémité duquel tenait l'appareil destiné à fixer la tête, et d'un corset d'un tissu très-résistant baleiné, se laçant par devant et terminé dans son bas par deux capsules aussi baleinées, assez profondes pour embrasser également les hanches et toutes les parties de la région inférieure et postérieure du tronc. A la partie moyenne de ce corset était fixée une plaque de cuivre, dans la longueur de laquelle étaient rivées deux pièces de fer formant chacune un anneau destiné à contenir et à diriger le tiers inférieur de la tige ou arbre suspenseur. Lorsque cette tige était placée convenablement, on élevait la tête à la hauteur voulue, et on la maintenait à un degré fixe au moyen d'un cliquet de fer, qui, fixé sur la plaque et borné dans ses mouvemens par un ressort de pression et une épine d'arrêt, pénétrait dans l'un des crans dont la tige était hérissée sur l'un de ses côtés.

Or, si de deux machines ayant la même action il faut choisir la moins compliquée, cette dernière mérite assurément la préférence. Ensuite, donnant aux malades la faculté d'agir des bras et des jambes, elle prévenait les tristes effets de l'immobilité à laquelle les lits condamnent inévitablement ; et agissant verticalement de manière à laisser en liberté la moitié supérieure de la partie postérieure du tronc, elle permettait de suivre de l'œil l'effet des tractions, et d'apprécier à tout moment le résultat du traitement.

De quelque manière qu'on examine ces lits, on ne trouve donc aucune raison positive qui puisse indiquer la nécessité de leur emploi contre les courbures considérées d'une manière générale, et rien, absolument rien, qui puisse faire revenir du jugement tout-à-fait défavorable que les meilleurs chirurgiens de notre époque ont depuis long-temps porté sur l'idée d'après laquelle ils ont été construits ; on ne rencontre, au contraire, que de justes motifs de crainte pour la santé et même pour la vie des malades qui se soumettent à leur action.

Interrogez sur le fondement de leurs prétentions les partisans de cette prétendue nouvelle conquête de l'art orthopédique ; ceux qui s'occupent spécialement de la confection des machines, les bandagistes ou mécaniciens, en un mot, et c'est le plus grand nombre, vous répondront que la distension est le meilleur moyen et la seule manière de ramener à son état naturel une partie *dont les nerfs sont contractés et les tendons racornis.* Les médecins qui se sont faits orthopédistes, éluderont la question relative aux véritables causes des difformités de la taille, nieront les dangers attachés à l'extension, ou prétendront, pour l'emporter sur les mécaniciens au niveau desquels ils se sont abaissés, qu'avec des connaissances anatomiques on peut éviter ces dangers, et termineront toute discussion en soutenant qu'en de semblables matières l'expérience seule doit prononcer. Mais, barbares, ou ignorans que vous êtes, au luxe de vos annonces, au ton tranchant avec lequel elles sont rédigées, et aux frais énormes surtout que vous faites pour la confection de vos lits et la disposition des maisons de santé que vous destinez aux malades qui, dans leur aveugle

crédulité, auront le courage de se soumettre à vos douloureux essais, n'est-il pas permis de penser que vous
pourriez bien ne vous croire suffisamment éclairés par
l'expérience que lorsque vous aurez tiré de vos lits tout
le produit que vous en attendez? Vous auriez prévenu
de semblables soupçons en provoquant de bonne heure
une discussion scientifique à ce sujet, et par là vous
n'auriez pas placé les médecins entre le désir de dire
la vérité et la crainte de vous arrêter déjà occupés à
exploiter une aussi lucrative spéculation.

Quant aux exemples que les uns et les autres pourraient rapporter de guérisons obtenues à la faveur de
ces lits mécaniques, ou bien l'examen à nu de la colonne vertébrale démontrera qu'ils sont controuvés,
et que si quelques jeunes filles, en sortant des maisons
de santé en ce genre, semblent avoir la taille mieux faite,
elles le doivent moins à l'action des lits qu'à la confection et à l'ajustement des corsets qu'elles portent; ou
bien si par hasard il y avait une amélioration, il serait
facile de prouver qu'on l'aurait obtenue par des moyens
plus simples, moins dispendieux et surtout moins dangereux.

N'est-ce pas par un défaut absolu de faits que l'Académie
royale de Médecine, priée de se prononcer sur un de ces
lits, ajourna dans sa séance générale du mois de mai 1825,
et après une discussion dans laquelle plusieurs membres

ne dissimulèrent aucun des inconvéniens attachés à l'extension, ajourna, dis-je, l'adoption des conclusions de la commission qu'elle avait chargée d'examiner ce lit ? Est-il possible pourtant d'être plus réservé que ne l'avait été dans cette circonstance l'honorable rapporteur, qui, après avoir éludé avec soin le point principal de la question phygiologique, et avoué qu'il était à sa connaissance que quelques jeunes filles avaient éprouvé de graves accidens, se bornait à dire qu'il n'était pas éloigné de croire que par ce procédé on pût voir diminuer quelques gibbosités, et proposait à l'Académie, non de donner son approbation, mais simplement d'encourager l'auteur dans ses essais ?

La plupart des orthopédistes, les bandagistes particulièrement, croient devoir donner pour preuve de l'efficacité de leurs lits mécaniques, la guérison de cette difformité des pieds, connue sous le nom de pieds-bots, qu'on obtient par des moyens mécaniques. Cette comparaison, qui peut séduire les personnes étrangères à la médecine et même quelques médecins inattentifs, est tout-à-fait fausse. Dans le traitement du pied-bot, les moyens mécaniques ont pour but de ramener directement le pied à sa position naturelle, dans laquelle il ne se maintient que quand on est parvenu à vaincre la résistance offerte par les muscles qui le retenaient dans une direction vicieuse, et à mettre les os qui forment l'articulation du pied avec la jambe dans un rapport tel qu'en se développant ils acquièrent une configuration réciproque. Si, au lieu de renverser le pied en sens inverse de sa position vicieuse, on tiraillait en sens contraire le pied et la jambe, il y aurait alors analogie de traitement pour la courbure de la colonne et pour le pied-bot; mais alors on ne guérirait jamais ce dernier.

Mais, répondent nos orthopédistes improvisés, l'impossibilité où l'on est de renverser la colonne dans le sens opposé à son inclinaison vicieuse, force à chercher à la redresser par son alongement. Je leur prouverai plus tard que cette impossibilité n'est pas aussi absolue qu'ils le pensent, pour ceux qui regardent les os comme des leviers, et les muscles comme des cordes animées qui les font mouvoir; en attendant ils reconnaîtront qu'en citant la guérison des pieds-bots, ils donnent eux-mêmes une arme pour combattre la méthode de l'extension appliquée à la généralité des cas de courbure de l'épine.

Enfin, Levacher cite douze exemples de guérisons obtenues au moyen de la machine qu'il décrit dans son traité du rachitis; et si on prend le terme moyen du temps pendant lequel chacune des jeunes filles qui font le sujet de ces observations, fut obligée de la porter, on trouve avec étonnement que ce terme n'est guère de plus de quatre mois. Dès lors de deux choses l'une : ou bien Levacher en impose sur les avantages de l'extension, et par suite sur les succès obtenus par sa machine, puisque les nouveaux partisans de ce mode de traitement prétendent qu'on ne peut espérer de succès marqués de leurs lits ; qu'en se soumettant au moins un an , même dix-huit mois à leur action continue ; ou bien les moyens que Levacher employait étaient infiniment supérieurs à tous les nouveaux lits. Dans la première supposition j'aurais droit de regarder comme mensongères les assertions des personnes intéressées à la réussite de ces lits , puisqu'il serait démontré pour moi qu'un homme qui fait preuve d'instruction dans son ouvrage, et qu'ils citent comme autorité , a rapporté de fausses observations ; dans le cas où il faudrait ajouter foi aux exemples de guérisons que cet auteur rapporte, j'engagerais tous les orthopédistes modernes à recourir de préférence à la machine dont il se servait.

5°. Le traitement des courbures de la colonne vertébrale , uniquement basé sur l'extension horizontale continue ; était donc trop vicieux pour que quelque orthopédiste ne cherchât pas à lui imprimer une modification qui donnât à ses effets quelque chose de plus conforme , en apparence , aux véritables indications thérapeutiques appropriées aux plus fréquentes de ces courbures ; quelque chose, en un mot, qui s'adressât aux

puissances musculaires. C'est ce qu'a essayé de faire
M. Jalade-Lafond par ses lits oscillatoires dont il a
donné un aperçu dans une brochure de sept ou huit
pages, intitulée : *Exposé succinct des moyens mécaniques oscillatoires imaginés pour remédier aux déviations de la colonne vertébrale et autres vices de conformation.*

M. Lafond est parti de cette idée, que le principal
défaut des lits ou machines à extension employés
jusqu'alors, était d'agir avec une force constamment
la même, et de condamner au repos les muscles qui
ne tardent pas à s'affaiblir et à s'atrophier ; *que si au
contraire, à l'immobilité d'action, à la permanence
dans le degré de force des moyens extenseurs on subs-
titue des agens qui offrent des alternatives de résistance ou de flexion, les muscles agissent et se développent, et l'équilibre se rétablit dans les puissances antagonistes.*

Comme on le voit, M. Lafond ne rejette pas l'extension, mais seulement l'extension permanente ; aussi,
construits d'après le principe assez obscurément énoncé
dans la phrase précédente, ses lits exécutent une extension non intermittente, comme l'ont dit MM. les
commissaires de l'Académie chargés de les examiner,
mais seulement rémittente; c'est-à-dire qu'ils ne donnent
pas des alternatives, et d'un relâchement total et d'une

tension considérable, mais que, lorsque cette tension est d'une force donnée, on peut la diminuer alternativement d'un ou de deux degrés, et ramener ainsi les parties au point d'extension voulu. Il est donc juste de reconnaître que ces lits ont, sur la plupart de ceux qu'on emploie pour le même objet, l'avantage de rendre l'extension moins douloureuse ; mais ont-ils une action capable de développer l'énergie des muscles, et surtout de rétablir l'équilibre dans les puissances musculaires antagonistes, comme le prétend leur inventeur ? Non, sans nul doute, et il est facile de le prouver.

D'abord, pour qu'une partie quelconque du système musculaire se développe, il faut qu'elle entre elle-même en action, et non qu'on la soumette à un mouvement communiqué ; en un mot, qu'elle éprouve des contractions réelles et non de simples tiraillemens. Sous ce rapport, les lits de M. Lafond sont donc tout aussi défectueux que les autres, puisqu'ils ne remplissent d'aucune manière l'indication qu'ils sont destinés à remplir. Ensuite, en supposant même que le tiraillement ou le *balancement* des muscles contribuât à leur accroissement, ce résultat serait obtenu par les muscles les plus forts comme par les plus faibles, puisque les secousses communiquées par la machine attenante à ces lits sont éprouvées par toute l'économie, et non pas seulement par les muscles dont la faiblesse relative a laissé entraîner la colonne épinière. D'ailleurs, comment avec les plus faibles connaissances anatomiques, pourrait-on croire à l'action que M. Lafond suppose à ses moyens oscillatoires, quand on voit qu'ils tiraillent le corps dans un sens diamétralement opposé à la ligne suivant laquelle s'effectuent les contractions des muscles qui entraînent le plus souvent la colonne, comme je l'ai prouvé par la planche 1re ?

6°. Le seul cas dans lequel il pourrait paraître utile d'employer les lits à extension, serait celui où un sujet jeune encore porterait une gibbosité telle que les principales fonctions de l'économie languiraient chez lui au point de ne laisser presque aucune chance de vie ; alors ce ne serait plus pour le guérir de sa courbure ou gibbosité qu'on emploierait l'extension, mais uniquement pour assouplir la colonne vertébrale et pour augmenter sa flexibilité, de manière qu'elle puisse céder par la suite aux plus légères tractions ; et quand ce résultat sera obtenu, on vêtira l'enfant malade d'un corset d'un tissu très-ferme, garni dans le sens de sa longueur, et particulièrement au-dessous de l'aisselle, de fortes lames d'acier qui maintiendront perpétuellement le tronc dans le degré d'extension auquel l'aura conduit l'usage très-prolongé des lits mécaniques ou de toute autre machine analogue. Les lits dits oscillatoires de M. Lafond devront alors avoir la préférence, car ils jouissent évidemment plus que tous les autres de la faculté de procurer, et cela en assez peu de temps, le relâchement des diverses substances ligamenteuses et fibro-cartilagineuses qui unissent les vertèbres entre elles, et dont la texture serrée donne à la colonne vertébrale ce degré de résistance qui lui permet de supporter le poids de la tête et des épaules. Aussi, ces lits oscillatoires, loin de convenir, comme le prétend leur inventeur, dans les courbures simples auxquelles ils pourraient bientôt substituer une maladie très-grave, ne devraient être employés que dans les cas extrêmes.

Malheureusement le malade sera obligé de porter ce corset, véritable machine à extension, jusqu'à ce que les progrès de l'âge aient donné aux substances ligamenteuses, relâchées par les tiraillemens continuels, une nouvelle force, si toutefois il est raisonnable d'espérer qu'il en sera ainsi. Et remarquons bien que, dans mon premier mémoire sur les lits mécaniques, je ne donnais le relâchement qu'on pourrait appeler la *dislocation* de la colonne vertébrale que comme une chose très-probable; mais aujourd'hui j'ai acquis la certitude du fait; et j'engage les médecins qui seraient appelés à constater des guérisons obtenues par l'emploi des lits mécaniques sur de jeunes filles très-difformes, à ne se prononcer que quand ils auront vu le corps de ces jeunes filles débarrassé de tout vêtement. Très-souvent alors ils trouveront que, sans les tiges métalliques dont sont garnis leurs corsets, et qui ayant leurs points d'appui sur la hanche et dans l'aisselle, maintiennent la colonne dans une extension continuelle, la difformité serait encore infiniment plus apparente.

Je pourrais citer plusieurs exemples de cette action défavorable de l'extension ; mais je me borne, pour l'instant, à celui-ci, rapporté par l'auteur du mot *vertèbre* du *Dictionnaire abrégé des Sciences médicales.* « Nous avons vu une jeune fille qui, après un traitement de dix mois, avait la colonne parfaitement droite lorsqu'elle était soumise à l'extension ; mais à peine s'élevait-elle, que le tronc s'affaissait de nouveau, et que la difformité reparaissait plus considérable qu'avant, ainsi qu'on pouvait le constater par la comparaison avec un buste en plâtre modelé sur elle au début du traitement, et ainsi que l'explique le tiraillement de tous les tissus fibreux par l'appareil extensif. »

Il ne faut même pas se dissimuler qu'on aura bien des difficultés à vaincre et des accidens à redouter avant d'obtenir ce relâchement, et quand on l'aura obtenu, si cette position du malade devait rester la même, la guérison ne ferait certainement pas un trèsgrand honneur à l'art ; mais enfin on n'aura agi qu'en évaluant le degré de probabilité de la réussite, en comparaison avec la certitude de la mort qui lui était dévolue ; et on se sera conduit conformément à cette maxime générale, qu'il vaut mieux tenter un remède douteux que de n'en employer aucun.

Toutes les personnes qui pensent que la prudence doit toujours servir de règle dans la pratique de la médecine, trouveront encore qu'à l'abri d'une proposition aussi vague et qui autorise si peu, on pourrait se conduire très-inhumainement dans une foule de circonstances, puisqu'on voit journellement des individus horriblement contrefaits vivre long-temps et se maintenir dans un état assez voisin de l'état de santé. Il est d'ailleurs un cas qui pourrait rendre toute tentative d'extension infailliblement mortelle : c'est celui dans lequel quelques-unes des parties molles apposées à la colonne n'auraient pas suivi dans leur développement ses inflexions vicieuses. C'est ainsi qu'on a vu des exemples de difformités dans lesquelles l'aorte s'était accommodée aux incurvations anormales de la colonne, tandis que l'œsophage se rendait en ligne droite du pharynx au diaphragme, et n'avait que trois ou quatre pouces de longueur.

J'ai donc eu raison de soutenir que le redressement de la colonne vertébrale accidentellement courbée, tenté au moyen des lits mécaniques ou toute autre machine extensive, doit être rangé au nombre de ces opérations dangereuses qui ne sont pas soumises à des indications assez positives pour qu'on n'ait pas lieu de craindre que les avantages qu'on pourrait peut-être en obtenir par hasard ou même dans quelques cas prévus, mais extrêmement rares, ne pussent jamais compenser les graves inconvéniens qui seraient la suite inévitable de l'abus ou de l'application intempestive qu'on pourrait en faire par ignorance ou par cupidité.

Ainsi, dangers manifestes dans leur emploi ; contraste marqué avec les indications thérapeutiques qui rejaillissent de la véritable cause du plus grand nombre des courbures de la colonne vertébrale ; impossibilité de leur part de produire les résultats désirés par les partisans de l'extension, quelque dissidens qu'ils soient d'opinion sur le but qu'on doit chercher à atteindre ; incertitude dans leur action, quand la nécessité autorise l'emploi d'un moyen extrême ; voilà tout ce que présentent, aux yeux du médecin physiologiste, les lits mécaniques à extension continue ou rémittente.

Que reste-t-il donc aux partisans de l'extension, pour soutenir encore cette vicieuse méthode de traitement? Est-ce le rapport que l'Académie a fait sur deux de ces lits extenseurs ? Mais pour toute personne à laquelle il ne suffit pas de savoir que l'illustre compagnie n'a pas dédaigné de s'occuper de ce prétendu nouveau moyen mécanique, il est très-évident que ce rapport est infiniment plus contraire que favorable ; car non-seulement on n'y trouve nulle part sanctionnée comme principe général, l'indication que ces lits sont destinés à remplir, l'extension de la colonne ; mais la première phrase des conclusions de ce rapport est ainsi conçue : *Les courbures de la colonne vertébrale dépendent de causes différentes, parmi lesquelles il en est qui proscrivent impérieusement l'usage de l'extension, soit continue, soit intermittente, et de plus, certaines complications qu'un esprit éclairé peut seul reconnaître, si elles ne commandent pas la même retenue, exigent souvent que l'on diffère l'emploi de ces moyens mécaniques · c'est donc remplir un devoir que de rappeler à ceux qui sont atteints de ce difformités, et aux hommes qui, sans être médecins, voudraient appliquer ce mode de traitement, qu'il leur importe, pour éviter les plus graves accidens, de n'agir que d'après les conseils d'hommes livrés à l'exercice de la médecine.* Et quelques lignes plus haut, on y trouve surtout cette phrase si concluante en faveur de l'opinion que je soutiens : *Ce moyen* (les lits à extension) *deviendra nuisible, si l'on veut le faire servir à corriger un simple défaut de maintien, que ferait aisément disparaître une surveillance active ou une gymnastique convenablement dirigée.* Je ne reprocherai pas à M. Lafond d'avoir, dans la première de ces deux phrases du rapport imprimé à la suite du mémoire qu'il a publié sur ses lits oscillatoires , substitué volontairement le mot de *prescrivent* à celui de *proscrivent*. Cette action serait indigne d'un homme qui porte le titre de docteur en chirurgie : avec ce titre il est permis de se tromper, mais il est indispensable d'être honnête homme ; aussi je me plais à ne reconnaître dans cette substitution de mots qu'une erreur typographique, que le hasard seul a rendue favorable à sa cause.

Enfin , si le texte même de ce rapport , et les commentaires dont les parties intéressées l'ont diversement chargé , laissaient encore du doute sur l'opinion qu'a manifestée l'Académie à l'égard de l'extension considérée comme base du traitement des déviations de la colonne épinière , il suffirait, pour faire cesser toute incertitude, de jeter les yeux sur le compte rendu de la séance dans laquelle a été lu et discuté ce rapport, inséré dans le cahier de septembre des *Archives générales de médecine* , pour 1825. On y verrait, non-seulement que l'Académie n'a pas cru devoir ériger en principe la nécessité de l'extension pour le redressement de la colonne vertébrale , mais encore que plusieurs membres ont proclamé hautement l'insuffisance des lits mécaniques , et que quelques-uns ont cité des cas dans lesquels leur emploi avait été suivi de graves accidens.

Quant à l'article que M. le professeur Richerand a

consacré aux perfectionnemens orthopédiques, dans son *Histoire des progrès récens de la chirurgie*, les partisans de l'extension auraient tort de s'en prévaloir, et cela pour deux motifs : le premier, c'est que l'honorable professeur, soit par la description qu'il donne de la machine de Levacher, qu'il dit à tort être composée d'une croix de fer ; soit par les causes qu'il assigne aux déviations du rachis, montre que, dominé par quelques ressentimens personnels, il a plus cherché à éblouir par l'artifice du langage, qu'il n'a tâché d'approfondir les matières qu'il a traitées. Cet article, d'ailleurs, renferme en vain une foule de restrictions dans les éloges accordés aux inventeurs des nouveaux lits ; M. Maisonabe se croit encore obligé de lui reprocher de l'exagération, et nie formellement, contre l'opinion de M. Richerand, qu'il existe jusqu'ici des exemples de guérisons obtenues par ces lits. Quoi ! depuis six ans on met à une torture continuelle quelques centaines de malheureuses jeunes filles, et rien encore n'est venu justifier les douleurs auxquelles on les condamne ! Cet aveu, échappé à celui des prôneurs de l'extension qui semble être le plus intéressé à la réussite des lits mécaniques, suffirait seul pour frapper cette méthode de traitement d'une entière réprobation, si le plus léger examen et le plus simple raisonnement physiologique n'attestaient d'ailleurs toute son insuffisance et ses dangers.

Mais veut-on voir jusqu'à quel point des médecins, même d'un grand mérite, se sont laissés aveugler à l'égard des moyens extenseurs? Qu'on lise attentivement l'article que M. Fodéré a fait insérer sur ce sujet dans le numéro de mai du journal complémentaire du *Dictionnaire des sciences médicales* (1), et, au milieu des contradictions sans nombre dont cet article est rempli, on reconnaîtra que les faits sur lesquels cet auteur appuie le jugement tant soit peu plus favorable que contraire qu'il porte à l'égard des lits mécaniques, sont précisément ceux qui déposent le plus contre la nécessité de leur emploi. Pourquoi en effet M. Fodéré, après avoir décrit et loué le traitement par extension auquel on soumet les malades dans l'établissement dont il se fait l'apologiste, s'exprime-t-il de la sorte :

La faiblesse et le relâchement admis, si l'on recherche maintenant la cause efficiente (des incurvations de l'épine), on découvrira facilement qu'elle doit consister dans l'inégalité de l'action contractile des muscles. Goury a soutenu (2) que la bosse est assez souvent l'effet de la contraction spasmodique des

(1) *Mémoire sur les incurvations morbides de la colonne épinière qui peuvent être redressées par des moyens mécaniques, et sur une maison établie à Morley, département de la Meuse, pour y remédier de cette manière.*

(2) Dans sa *Chirurgie*, page 166.

muscles du bas-ventre d'un seul côté, tandis que ceux du côté opposé, moins exercés, restent dans le relâchement, et il en cite un exemple très-remarquable. Heister a partagé la même opinion (1), *et j'avoue que je trouve dans cette idée une explication plausible des phénomènes, en même temps qu'une source de moyens de guérison, etc.*

M. Fodéré admet bien plusieurs ordres de courbures ; mais c'est précisément dans celles qui dépendent de l'action irrégulière des muscles, qu'il a la complaisance de supposer que les moyens extenseurs doivent être efficaces, puisqu'il dit positivement que des vingt demoiselles bossues qu'il a examinées chez M. Humbert, *homme fort et robuste, de manières fort simples, et d'un talent naturel pour les machines,* toutes avaient cultivé le dessin et la musique. D'ailleurs, ce qui ne laisse aucun doute à cet égard, c'est qu'il reconnaît que toutes les fois que la tumeur vient de l'affection de quelques uns des os de la colonne, il faut bien se garder d'y appliquer des machines.

Avouons toutefois que si l'accueil qu'a reçu M. Fodéré dans l'établissement de Morley l'a engagé à tâcher de justifier par des raisonnemens le traitement bizarre et tout-à-fait irrationnel qu'on y met en usage, il ne s'est pas cru obligé d'affirmer, comme quelques mé-

____

(1) *Institut. chirurg.*, liv. 2, sect. 4, chap. 109.

decins ont eu la légèreté ou l'impudeur de le faire après des visites faites dans de semblables établissemens, qu'il était convaincu par lui-même de l'efficacité des lits mécaniques; il se borne à dire : *L'on m'assura dans cette maison que quelques malades en étaient déjà sortis guéris, et plusieurs notablement amendés... La durée du traitement est de dix-huit mois à deux ans, au bout duquel temps, si l'épine n'est pas redressée, il n'y a plus d'espoir. J'ai vu une malade qui y était depuis dix-sept mois, et dont la situation n'était encore qu'amendée.*

Cet aveu de M. Fodéré suffisait, il me semble, pour montrer que la condescendance seule avait dicté le peu d'éloges qu'il avait accordés aux moyens employés dans l'établissement de M. Humbert; il était inutile qu'il ajoutât : *Fortifier et stimuler les muscles qui sont restés dans un trop long repos, et qui n'ont joui que d'une existence passive; relâcher, affaiblir, comprimer ceux qui ont trop d'activité jusqu'à ce qu'il y ait équilibre entre les congères; c'est certainement là, en théorie (et sans doute aussi en pratique), opérer tout ce qu'il est possible de faire pour rendre à l'épine sa rectitude, et aux côtes la ligne courbe qu'elles doivent avoir dans l'état normal.* L'orthopédiste des bois de la Meuse aurait bien pu ne voir qu'une mystification dans cette phrase, où tout le monde trouvera, sans

doute, la condamnation la plus complète des lits mé
caniques à extension.

Parmi les médecins qui ont écrit tout récemment sur
les incurvations de la colonne vertébrale , M. Fodéré
n'est pas le seul qui ait cru pouvoir, non se prononcer
franchement en faveur de la méthode de l'extension et
des lits aujourd'hui proposés pour l'exécuter , mais
simplement chercher à expliquer les effets de l'une et
tâcher de justifier l'emploi des autres. M. Marjolin, que
ses cours particuliers de chirurgie ont placé depuis long-
temps au rang des professeurs les plus distingués de notre époque , a aussi consacré à cet effet plusieurs pages
de son article ORTHOPÉDIE du *Nouveau Dictionnaire de
Médecine* (1). Comme cet honorable professeur me cite
au nombre des médecins qui ont, à son avis, vainement
essayé de s'opposer au succès de ces lits mécaniques ,
et qu'il semble avoir attaché assez d'importance à quelques unes de mes assertions pour les réfuter avec
soin, je me crois obligé de signaler à mon tour quelques erreurs contenues dans son article , et surtout les
nombreuses contradictions dans lesquelles il est tombé.

M. Marjolin , tant qu'il n'est encore question dans
son article que des difformités en général , reconnaît
que *le défaut d'exercice est la cause du plus grand
nombre de celles qu'on rencontre chez les enfans* ; et

____

(1) Seizième volume, imprimé en 1826.

en appelant de tous ses vœux l'établissement d'une
classe de gymnastique dans chaque collége, il avoue
que *les exercices ne doivent pas seulement être considérés comme un moyen de fortifier le corps, de donner plus de souplesse et de sûreté aux mouvemens;
mais qu'ils peuvent être d'une grande utilité pour
guérir des déformations commençantes, et pour consolider des guérisons obtenues par l'emploi des machines.*

Or, les difformités de la colonne vertébrale sont-
elles à cet égard dans un cas exceptionnel? Non, sans
doute, car nous avons prouvé que nulle autre partie
du squelette ne recevait un effet plus préjudiciable du
défaut d'exercice et des exercices inégalement répartis
entre les deux moitiés du corps, puisque c'est à elle
que viennent aboutir en dernière analyse les efforts des
puissances locomotrices. D'où il résulte que la gymnastique est plus particulièrement applicable au traitement de ses déviations qu'à celui de toute autre difformité. En prétendant que l'extension remplit la première indication appropriée à ces déviations, M.
Marjolin se met donc en contradiction avec lui-même,
et détruit le principe qu'il avait d'abord émis. Première
inadvertance ; mais poursuivons.

*Quelques médecins blâment sans distinction l'em-
ploi des moyens mécaniques dans le traitement de*

toute espèce de déformations de la colonne vertébrale. Suivant eux, ces déformations peuvent être rapportées à deux genres : les unes dépendent d'une action irrégulière des muscles ; les autres sont produites par l'altération pathologique de quelques unes des parties qui constituent la colonne (Ce sont mes propres expressions, quoique je ne sois pas cité). Nous devons admettre la distinction de ces deux genres de déformations ; et nous avons déjà dit, au commencement de cet article, que celles qui sont la suite de l'érosion ou de la carie des vertèbres ne sont pas du domaine de l'orthopédie.

Puisque M. Marjolin admet la distinction que j'ai établie, je lui demanderai quel est, de ces deux genres de déformations, celui qui est accessible aux moyens de l'art ; c'est nécessairement le genre de celles qui dépendent d'une action irrégulière des muscles. Que feront contre ces courbures les lits mécaniques à extension ? Je veux bien l'ignorer ; mais ce que je sais fort bien, c'est que je lis dans un recueil de notes prises, il y a dix ans, au cours de M. Marjolin, que les moyens chirurgicaux doivent en général agir en sens inverse du mode d'action des causes qui ont déterminé la maladie à laquelle ils s'adressent. Si ce principe est encore vrai aujourd'hui, je pense qu'on s'en éloigne tout-à-fait en tiraillant de suite en sens contraire les extrémités de la colonne vertébrale, et qu'on s'y conforme en tout point en cherchant d'abord à la ramener à sa direction naturelle, par l'action des muscles opposés à ceux qui l'ont entraînée.

Mais, chose bien étrange et tout-à fait extraordinaire, M. Marjolin semblait tellement craindre qu'en déclarant les incurvations de la colonne vertébrale résultant d'une érosion des vertèbres, hors du domaine de l'orthopédie, on pût penser que la méthode de l'extension dût avoir du succès dans les courbures par action musculaire, qu'il s'empresse de s'exprimer ainsi : *L'extension permanente de la colonne vertébrale, les pressions latérales exécutées sur le thorax et sur la région lombaire, ne sont employées que pour alonger cette colonne. Cette extension, ces pressions ne peuvent point augmenter l'action des muscles affaiblis ; elles ne peuvent pas davantage rétablir l'équilibre musculaire, dont la cessation est, dans beaucoup de cas, une des premières causes des incurvations contre nature du rachis.* Mais c'est précisément à l'établissement et au développement de ce principe, que j'ai consacré la totalité de l'article que j'ai écrit contre les lits mécaniques, considérés comme moyen principal de traitement. Je remercie M. Marjolin de l'avoir sanctionné par son autorité.

Enfin M. Marjolin prétend que les médecins qui blâment l'extension continuelle et ne trouvent que des in-convéniens dans le repos que l'on fait observer aux jeunes malades, nient l'existence de la déformation des fibro-cartilages, et soutiennent que les muscles sont plus épais, plus nourris du côté de la gibbosité, et atrophiés du côté opposé. Je ne pense pas qu'on ait jamais soutenu une erreur semblable. Pour moi, du moins, j'ai toujours pensé le contraire et je l'ai prouvé.

Tout ce que M. Marjolin pourrait après cela avancer de spécieux en faveur des lits mécaniques, considérés comme moyen principal de traitement des maladies qui nous occupent, serait donc sans la moindre appa-rence de raison ; et quelque attention qu'il mette à la description de ces lits, tout médecin attentif reconnaî-tra que ce que j'ai dit de leur insuffisance et de leurs dangers, loin d'être *l'effet d'une prévention contre les machines et les praticiens qui en recommandent l'usage*, n'est que le résultat d'une opinion basée sur des rai-sonnemens physiologiques. Si quelqu'un est prévenu, j'en demande pardon à ce savant et honorable profes-seur, c'est bien assurément celui qui non-seulement se met dans l'impossibilité de soutenir son opinion, mais qui fournit lui-même plus de raisonnemens qu'il n'en faut pour la combattre.

Je ne me permettrai plus qu'une seule réfléxion à l'égard de l'opinion de M. Marjolin. Comment ne s'est-

il pas aperçu qu'en décrivant avec la même complaisance les lits mécaniques à extension permanente, et
ceux à extension rémittente, dits oscillatoires, il don-
nait son assentiment à deux choses diamétralement
opposées dans leurs résultats, dont l'une doit être d'autant plus désavantageuse que l'autre sera plus favorable?
Tant il est vrai que quand on se lance dans une mauvaise route, on n'évite une ornière que pour tomber
dans une autre.

Reste maintenant deux questions de fait. L'emploi
des lits mécaniques peut-il être suivi d'accidens?
M. Marjolin prétend que non; mais plusieurs membres
de l'Académie ont avancé le contraire dans la séance
où le rapport fait sur ces lits a été lu et discuté. Existe-
t-il des exemples de guérisons obtenues à leur faveur ?
M. Marjolin répond par l'affirmative ; mais plusieurs
propriétaires d'établissemens dans lesquels on se sert
de ces lits le nient positivement, comme je l'ai dit plus
haut. De quel côté est l'erreur? Je l'ignore ; mais il me
semble que si ces derniers avaient obtenu quelques
succès réels , ils auraient eu assez d'intérêt à les faire
connaître. Pour moi, j'avoue que toutes les peines que
je me suis données pour trouver quelques uns de ces
exemples de guérison, ont jusqu'à présent été complètement vaines; je n'ai vu que deux jeunes filles dont
on était parvenu à *disloquer* la colonne, et qu'on main-

tenait dans un état de redressement par des corsets à tuteurs.

§ III.

Examen de quelques moyens proposés comme auxiliaires des lits à extension.

Les mécaniciens-orthopédistes, pour la plupart charlatans de leur nature, qui se servirent les premiers en France des lits mécaniques à extension, ne songeaient d'abord à rien autre, dans le traitement des courbures de la colonne épinière, qu'à étendre cette tige osseuse dans l'espoir de lui rendre sa rectitude naturelle. Mais, soit qu'ils reconnussent que cette extension était tout-à-fait insuffisante; soit plutôt, car ce serait leur faire trop d'honneur que de leur supposer d'autre sentiment que l'amour de l'argent, qu'ils craignissent la concurrence, d'autant plus facile que leur traitement se composait de choses plus simples, ils imaginèrent d'ajouter à l'extension, d'ailleurs exécutée de diverses manières, une foule de petits moyens capables de donner à ce traitement un appareil plus imposant, quelque chose enfin qui le rendît inaccessible aux personnes étrangères à l'art.

Les uns exercèrent sur la portion de la colonne déviée une violente pression au moyen d'un coin placé entre le lit du malade et son dos; d'autres soumirent

la partie malade à un pétrissement ou à un massage,
et dans une foule de circonstances à des douches de
vapeur, et même à des irrigations tièdes ; mais tous
semblèrent s'accorder sur ce point, que le sujet malade soumis à l'extension devait, autant que possible,
éviter d'abandonner la colonne à la pression qu'exercent
sur elle les parties situées au-dessus de la courbure ;
de là l'emploi, dans la plupart des établissemens orthopédiques, de béquilles d'une longueur telle qu'elles
ne permettent qu'à la pointe du pied de poser à terre,
et de fauteuils que l'élévation de leurs accoudoires,
transforme en machines à extension. Examinons chacun
de ces moyens, et il nous sera facile de prouver qu'ils
n'ont rien de commun avec l'indication thérapeutique
rationnelle qui ressort naturellement des véritables
causes des principales courbures de l'épine dorsale.

Chercher à repousser une portion courbée de l'épine
en exerçant sur elle une violente pression, n'est certainement pas une idée nouvelle ; car Hippocrate, en
parlant de la courbure en arrière, conseille de faire
coucher le malade à terre sur le ventre, puis de monter dessus et de repousser l'épine en avant ; Celse (1)
convient que ce procédé peut réussir, surtout lorsque
la déviation est légère et récente. Dans le siècle dernier, au rapport de Levacher (2), un médecin de la

____

(1) *Cornel. celsi medicina*, liber 7, caput 14.
(2) *Ouvrage cité.*

Faculté de Montpellier fit de cette idée le sujet d'une méthode qu'il exécutait, tantôt avec des presses à linge, d'autres fois au moyen de l'action puissante des crics. Il paraît même qu'il parvint à obtenir quelque vogue, et qu'il trouva des dupes dans les rangs les plus élevés de la société; car on cite une dame de l'ancienne famille des Montmorency, qui eut le courage de se laisser torturer par ses moyens absurdes et cruels, et qui paya cher cette aveugle confiance, puisqu'elle mourut quelque temps après.

Mais à quoi peut aboutir un semblable procédé, en faisant même abstraction des douleurs effroyables qu'il doit infailliblement occasioner, et en supposant aussi qu'il soit exécuté d'une manière qui rende ses effets plus faciles à calculer que celle qui est conseillée par Hippocrate, et avec des instrumens moins grossiers que ceux de Ranchin? Pour que la pression exercée sur la gibbosité ait quelques effets sur cette dernière, il faut que la poitrine se trouve entre deux puissances, dont l'une antérieure forme une résistance supérieure à la force de répulsion de celle qui agira postérieurement; mais alors la portion antérieure de la poitrine, étant moins susceptible de résister que la région dorsale, recevra la plus grande part de la pression, et rien ne changera vers la gibbosité. On prévoit de suite, en supposant que la pression s'exerçât plus spécialement sur la colonne, quelle doit être sa force pour repousser les vertèbres déviées, quand on se rappelle que, dans toutes les gibbosités, la colonne a chassé devant elle les côtes qui correspondent à la convexité de la courbure, et attiré celles qui sont adhérentes au côté de la concavité ; dès lors on ne peut donc ramener la colonne à sa rectitude qu'en cherchant à diminuer l'étendue de l'arc des premières côtes, et à augmenter celui des secondes, ce qu'on ne peut obtenir sans les exposer à une fracture générale. Si, dans le moment où l'on fait agir la *machine repoussante* ou le *coin débossoir*, la poitrine n'est pas fixée en devant, quelque garrottés que soient les malades par des courroies qui partent de tous les côtés du lit, l'action de la machine se bornera à soulever la totalité de la poitrine, et les parties déformées resteront dans le même état (1).

Ayant assisté, tout récemment, dans une maison or-

(1) Malgré l'absurdité de cette méthode, que d'ignorans mécaniciens ou de grossiers renoueurs regardent seuls en France comme la base du traitement des déviations de la colonne épinière, qu'ils attribuent faussement à une luxation des vertèbres, elle jouit encore en Angleterre d'une espèce de vogue : à la tête des orthopédistes qui la mettent en pratique, on cite le docteur Harrisson, auquel quelques journaux complaisans auraient pu faire la réputation d'habile guérisseur, si d'autres journaux plus véridiques n'étaient venus citer les noms de plusieurs personnages bossus, dont ses manœuvres cruelles avaient non-seulement aggravé la position, mais occasioné la mort.

thopédique de Paris, à l'application des divers moyens qui sont destinés à seconder l'effet des lits extenseurs, je fis remarquer à l'opérateur que, dans *le temps du débossement*, le corps de la jeune patiente s'élevait dans les mêmes proportions que s'abaissait l'extrémité du levier qu'il tenait en main. *Je regrette*, me répondit-il, *qu'il vous soit impossible de voir ce qui se passe à l'autre bout de mon débossoir* ; mais, lui répliquai-je, il ne peut rien s'y passer, puisque tout votre effort est employé à soulever la poitrine. *Il ne s'y passe rien, donc je ne fais pas de mal*, reprit-il en souriant, et avec cet accent méridional si commun chez les ortho-pédistes et les bandagistes de la capitale, qu'il semble qu'une condition essentielle pour être bon *redresseur* soit d'être gascon.

On a encore proposé des corsets garnis de plusieurs tiges de baleine ou d'acier, et munis de coussins résis-tans destinés à presser sur les parties proéminentes de la colonne, et à les forcer, ainsi qu'on le dit, à rentrer en dedans. Ces corsets n'agissent qu'en comprimant toute la circonférence de la poitrine; ils apportent par conséquent un obstacle invincible aux contractions musculaires; leur action, d'ailleurs, sur les parties sail-lantes de la courbure est tout-à-fait nulle, car ils ne peuvent agir que sur les côtes, et ces os se rendant obliquement à la colonne, cèdent plutôt à la compression exercée sur eux, qu'ils n'en transmettent l'effort jusqu'aux vertèbres. Ils ne sont donc propres qu'à affaisser toutes les parties du tronc, et doivent être à jamais proscrits.

Maintenant que peut faire contre les courbures de la colonne vertébrale, le pétrissement ou le massage de la tumeur? Si cette courbure dépend d'une perte de substance dans le corps des vertèbres, il serait dérisoire d'espérer que le pétrissement, une flagellation, ou autres manipulations semblables, rendront aux vertèbres altérées la portion de tissu qu'elles ont perdue. S'il y a soudure, leur emploi sera encore plus inutile. Dans les cas où la courbure dépend d'une action irrégulière des muscles, peut-être le massage pourrait-il être employé avec quelque avantage pour fortifier les muscles faibles et affaiblir ceux qui sont trop forts; mais où faut-il exercer cette opération? Voilà ce que la plupart des bandagistes ignorent complètement, et ce qu'on ne peut savoir qu'après s'être fait une idée exacte de la manière suivant laquelle ont agi les causes qui ont entraîné la colonne hors de sa direction naturelle.

Quant aux douches de vapeur, que dans une foule d'établissemens on administre aux malheureux bossus, elles ne peuvent avoir d'autre effet que de relâcher les parties et de les disposer à se prêter à l'extension;

mais plus on augmentera la flexibilité de la colonne, sans annuler en rien la cause qui l'a entraînée, plus on la rendra inapte à résister aux tractions qu'elle éprouve en différens sens de la part des muscles qui s'attachent à elle, et à supporter le poids de la tête. Je ne pense pas cependant qu'il faille les proscrire; je déterminerai plus tard, dans l'article qui contiendra le traitement rationnel, les cas dans lesquels il peut devenir utile de les employer.

Enfin, tous les partisans de l'extension s'accordent sur ce point, que ce mode de traitement pour être efficace devrait être non-interrompu, et pour le rendre continu, ils exigent que le malade ne sorte de son lit de douleur que pour se traîner sur des béquilles dont la longueur ne permet qu'à la pointe du pied de poser à terre. Quoiqu'aucun orthopédiste n'ait pu me rendre positivement compte du but qu'il se proposait par ce moyen, je pense que les premiers qui l'ont employé avaient l'intention d'exercer une extension de la colonne par le poids du bassin et des extrémités inférieures. Mais que devient la tête abandonnée à elle-même? elle agira alors d'autant plus fortement sur la portion cervicale de la colonne, que cette partie a été plus tiraillée; car la disposition anatomique des parties nous montre que c'est sur elle que se font plus particulièrement ressentir les efforts de la traction exécutée par les lits ou les autres machines extensives : résultat défavorable qui se trouve encore augmenté par le refoulement en haut des épaules. Aussi, chez les malades dont la courbure occupe la région dorsale, voit-on aussitôt qu'ils se servent de ces béquilles, que leur tête s'enfonce dans les épaules au point de rendre la portion cervicale de la colonne tout-à-fait inapparente.

Remarquons ensuite que ces béquilles, annulant l'action des muscles trapèze et rhomboïde, mettent le grand dorsal dans le cas d'acquérir sur eux une grande supériorité de force ; aussi, attiré par ce dernier muscle, l'angle inférieur de l'omoplate, et avec lui la totalité de l'épaule, se déjettent en avant ; ce qui ajoute une nouvelle difformité à celle qu'on cherche à détruire.

Je ne parle pas ici du tiraillement que la portion axillaire des muscles grand pectoral et grand dorsal éprouveront de la part de ces béquilles, aussi bien que les nerfs et les vaisseaux sanguins qui garnissent l'aisselle, et qui peut, pour ce qui a rapport aux muscles, alonger leurs fibres de manière à les empêcher de fournir un point d'appui solide au bras dans les divers mouvemens d'adduction qu'ils lui font exécuter, et pour les nerfs, gêner leur influence sur les diverses parties auxquelles ils se distribuent. Ce serait trop exiger de la plupart de nos orthopédistes que de leur demander compte des dangers auxquels leur méthode extensive et ses accessoires exposent les malades qui ont la simplicité de tomber dans les piéges qu'ils tendent à la crédulité publique ; tout ce qu'on pourrait exiger d'eux , c'est qu'ils fussent du moins conséquens au principe qu'ils ont admis , et duquel ils semblent partir.

Mais que parlé-je de principe ; le leur est de gagner de l'argent ; ils n'en suivent point d'autre. Telle est même leur adresse à saisir l'apropos , que quelques-uns ont eu l'heureuse idée de fortifier l'action de leurs machines par des pratiques religieuses : c'est ainsi que dans une maison du faubourg Saint-Germain , connue sous le nom d'*Institution du sacré-cœur de Jésus* , on traite les bossus par les lits mécaniques , auxquels on ajoute les jeûnes , la foi , l'espérance et la charité !

§ IV.

Du traitement rationnel des courbures de la colonne vertébrale.

Bien différentes en cela d'une foule d'autres maladies , les courbures de la colonne vertébrale , à quelque ordre qu'elles appartiennent, tendent rarement à disparaître d'elles-mêmes; de nouvelles causes , au contraire , s'ajoutent à chaque instant aux premières pour augmenter l'étendue de l'arc que décrit la colonne , tant que l'art ne fait rien pour les combattre. A mesure, en effet, que la colonne se renverse , les faisceaux musculaires qui correspondent à la concavité de la courbure s'insèrent aux vertèbres déplacées sous un angle plus ouvert; d'où il résulte qu'ils augmentent de force, tandis que la direction de leurs antagonistes devenant parallèle à celle des surfaces osseuses auxquelles ils s'insèrent, leur puissance se trouve notablement diminuée et même réduite à zéro.

Le déplacement qui s'est déjà opéré est donc lui-même une cause qui favorise incessamment un déplacement nouveau. Ce mécanisme a non-seulement lieu lorsque la courbure est le résultat de l'action musculaire; mais il s'observe encore dans celle qui dépend essentiellement de l'altération de l'une des parties constituantes de la colonne vertébrale, qui, comme nous le savons, consiste presque toujours primitivement en un ramollissement du tissu osseux ; car aussitôt que la colonne dévie de sa rectitude, le rapport qui existait entre sa direction naturelle et celle des parties charnues qui s'attachent à elle, change tout-à-coup, et ce changement ne peut avoir lieu qu'au profit des muscles d'un côté, et par suite naturelle au détriment de ceux du côté opposé. Il s'établit à l'instant même une action inégale qui tendra sans interruption à augmenter la difformité et les accidens qui en sont la suite.

Il est même important de remarquer ici que, lorsque les vertèbres se sont éloignées de l'axe naturel de la colonne, elles éprouvent presque toujours un nouveau mode de déplacement qui consiste dans une espèce de rotation sur leur axe, par suite duquel l'épine se tord, sur elle-même, de telle sorte que sa face antérieure se dirige en sens opposé dans ses deux moitiés : cette circonstance défavorable est certainement une de celles qui augmentent le plus les difficultés du traitement.

Bien plus, les accidens consécutifs, qui sont d'abord une altération des fonctions respiratoires, digestives et circulatoires, déterminée par le refoulement de la poitrine, deviennent eux-mêmes un motif direct d'augmentation de la courbure; car les organes perdant de jour en jour une partie de leurs forces, les vertèbres sont moins solidement fixées entre elles et cèdent avec plus de facilité aux efforts musculaires et à la pression des parties qui leur sont superposées.

Aussitôt donc que les signes de la déviation de la colonne épinière se font remarquer, et qu'on est parvenu à saisir la véritable cause sous l'influence de laquelle elle s'est effectuée, il faut mettre en usage les moyens les plus efficaces pour la combattre, et le faire surtout avant que le sujet ait touché au terme de son entier développement; car plus tard on a tout lieu de craindre que la configuration vicieuse qu'ont acquise les surfaces articulaires des vertèbres ne les empêche entièrement de reprendre leur direction naturelle. Mais en quoi consistent ces moyens ? C'est ce que nous allons examiner en suivant l'ordre que nous avons adopté pour décrire le mécanisme et les causes des deux ordres de courbures, c'est-à-dire en commençant par celles qui dépendent essentiellement de l'action musculaire.

Répétons encore ici que cette distinction, utile dans la théorie, n'est pas toujours d'une entière exactitude; car les déviations de la colonne dépendent quelquefois de l'action simultanée de ces deux ordres de causes; ce qui en complique singulièrement le traitement.

1°. *Courbures par action musculaire.*

Agir en sens inverse du mode d'action des causes qui ont déterminé une maladie; telle est le principe sur lequel doit être basé tout ce qui a rapport à son traitement. Or, puisqu'il est démontré pour nous que le plus grand nombre des courbures ou incurvations de l'épine, quel que soit leur degré, résultent des tractions qu'ont exercées sur elle, directement ou médiatement, certains muscles que de trop fréquentes contractions ont rendus supérieurs en force à leurs antagonistes, il est naturel que nous fassions consister le point principal du traitement de ces courbures à solliciter l'action des muscles qui ont cédé aux efforts de ceux qui leur sont opposés.

Pour admettre ce principe tout physiologique, que

pour ramener à sa régularité naturelle une machine vivante, il faut mettre en jeu autant que possible des moyens vivans comme elle, il suffisait de remarquer les changemens que déterminent, dans la conformation du corps, certaines professions; alors on eût été porté à prévoir tout le bien qu'on peut retirer de l'imitation des mouvemens qui constituent la pratique de ces professions, pour détruire des difformités inverses de celles qu'ils tendent à occasioner.

Jusqu'à présent la plupart des médecins, prenant la faiblesse générale qui prédispose assez ordinairement à ces difformités et qui les accompagne presque toujours, pour leur véritable cause déterminante, ont cru avoir épuisé contre elles toutes les ressources de l'art, quand ils ont cherché à les combattre par des sirops dépuratifs, des préparations mercurielles, des décoctions de plantes amères, des lits de fougère, des jus d'herbes, et une foule d'autres médicamens, auxquels l'ignorance ou l'astucieux calcul des praticiens vulgaires soumet indistinctement la crédulité et l'espérance des malheureux bossus. Trompés dans leur attente, les malades se jettent alors aveuglément entre les bras des bandagistes qui ne les guérissent pas mieux, mais qui, dans bien des cas, avouons-le, offrent à leur imagination avide des moyens dont il est donné à tout le monde de calculer la portée, et qui séduisent davantage.

L'action musculaire, l'exercice en un mot, le seul moyen réellement efficace contre la plupart de ces courbures, est malheureusement celui qu'on a le plus complètement négligé. Les maîtres de l'art, dans leurs écrits et leur pratique, ont bien fait sentir la nécessité de la gymnastique dans le traitement général de celles de ces difformités surtout, qui n'ont pas été déterminées par une altération primitive ou essentielle des parties qui constituent la colonne épinière; mais ils l'ont conseillée plutôt pour ranimer la vitalité languissante de tous les tissus contractiles, que pour détruire l'inégalité de l'action de ceux de ces tissus qui sont destinés à se contrebalancer. Ils n'ont rempli qu'une indication secondaire, remplissons la principale; en un mot, ils ne se sont qu'opposés aux progrès de la maladie; essayons d'indiquer les véritables moyens de la guérir dans un très-grand nombre de cas.

(*Voyez la planche* 1re.) Les exercices qu'on peut rationnellement opposer, avec espoir de succès, à la courbure latérale droite de la région cervico-dorsale, sont tous ceux qui tendent à augmenter la vigueur des muscles qui de l'épaule gauche se rendent à la colonne; les muscles, en un mot, qui correspondent à la concavité de la courbure, et qui suivent conséquemment dans leurs contractions une direction moyenne diamétralement opposée à la ligne horizontale A B, dans le sens de laquelle ont agi défavorablement leurs antagonistes (1).

Le moyen le plus simple de solliciter convenablement l'action de ces muscles, est d'occuper le bras gauche à mouvoir une manivelle qui, fixée dans un mur ou sur toute machine correspondant à la hauteur de l'épaule, tourne dans le sens vertical. La branche de la manivelle doit être assez longue pour que le malade ait le bras aussi étendu que possible, lorsque la poignée est parvenue à la partie la plus élevée du cercle qu'elle décrit. Il est même le plus ordinairement utile que cette poignée dépasse, dans sa rotation, le point auquel le sujet peut atteindre sans être obligé de faire un effort pour ne pas l'abandonner; car alors les muscles qui abaissent la poitrine sur le bassin du côté droit seront obligés de faire exécuter à la tête et à la partie supérieure de la colonne, un mouvement de renversement à droite, en reportant le poids du corps sur la jambe de ce côté.

Quand on veut obtenir ce mouvement d'inclinaison du corps sur le côté qui correspond à la con-

(1) Comment M. Marjolin pourrait-il se refuser à admettre ce principe, après avoir avoué, page 13 de l'article précité, en parlant de la courbure latérale droite, que cette *courbure n'est probablement pas occasionée par la crosse de l'aorte, mais est plutôt produite par la prédominance des muscles du côté droit exercés plus souvent et plus fortement.*

vexité de la courbure, on conçoit qu'il est indispensable que le pivot sur lequel se meut la manivelle soit fixé à une plus grande hauteur que celle qui correspondrait au moignon de l'épaule, parce que la main ne devant pas abandonner la manivelle, si le sujet est obligé de pencher le corps à droite pour atteindre le point le plus élevé du cercle qu'elle décrit, il sera nécessairement forcé de le pencher à gauche quand la main parviendra au point le plus bas de ce cercle, et alors on perdrait, dans le dernier temps, les avantages qu'on aurait pu obtenir dans le premier.

Pour retirer tout le bien qu'on est en droit d'attendre de cet exercice, qu'on peut d'ailleurs modifier à volonté, suivant une foule de circonstances inappréciables en thèse générale, il est de la plus haute importance que la poitrine de la jeune fille qui s'y livre soit dégagée des corsets, et jouisse de toute la liberté possible; autrement, non-seulement les muscles du bras et de l'épaule, gênés dans leurs mouvemens par ces gaînes baleinées, ne se développeraient qu'avec lenteur et imparfaitement, et ne feraient que faiblement ressentir leurs contractions aux apophyses des vertèbres auxquelles ils s'insèrent; mais on s'exposerait encore à voir l'énergie vitale, et par suite le développement physique, se reporter plus particulièrement sur les muscles garnissant la gouttière sus-épineuse de l'omoplate, qui ne reçoivent d'autre compression que celle de la bretelle du corset, ordinairement assez faible, et qui, agissant spécialement sur les vertèbres cervicales, entraîneraient la colonne dans la direction de la ligne C E, et non dans celle de la ligne A F suivant laquelle il est à désirer qu'agissent les efforts contractiles réunis de la plupart des muscles mis en mouvement.

J'ai rapporté, dans la partie de mon hygiène physiologique de la femme, consacrée à l'éducation physique des jeunes filles (1), l'exemple d'une jeune demoiselle qui se guérit en assez peu de temps par ce moyen, d'ailleurs aussi simple qu'il est efficace, d'une courbure de la colonne qu'avait déterminée la coutume qu'elle avait prise de se servir presque exclusivement de sa main droite, et à laquelle l'avait prédisposée une constitution scrophuleuse elle-même occasionée par cette funeste habitude dont Tissot a cherché à faire ressortir les suites déplorables. Depuis ce moment, j'ai eu plusieurs fois occasion d'observer les heureux effets de ce moyen, qui, employé de bonne heure, peut effacer en très-peu de temps les courbures pour lesquelles nous le conseillons. Il est inutile, je pense, de faire observer que pour rendre complet l'appareil que je viens de décrire, il est nécessaire qu'une vis de pression, appliquée au pivot de la manivelle, serve à

(1) Pages 45 et suivantes.

rendre sa rotation plus ou moins difficile, suivant que l'on veut solliciter de plus ou moins grands efforts de la part du sujet.

Cet exercice, qu'aucun autre ne saurait remplacer quand la courbure dont il est ici question est très-prononcée, présente, outre le redressement de la colonne, l'immense et incontestable avantage de favoriser singulièrement le développement régulier de la poitrine. Les muscles, qui des côtes vont au bras et à l'épaule, étant dans une contraction presque continuelle, une partie de leur force agit nécessairement sur les parois élastiques de la poitrine, les ramène en dehors, et l'on a vu plusieurs fois des sujets dont la poitrine, qui était très-étroite, ne promettait pas de suffire au développement des organes de la respiration, acquérir rapidement, en exerçant les deux bras à la fois, au moyen de deux manivelles placées vis-à-vis l'une de l'autre, une conformation régulière.

Il est bien entendu que cet exercice des deux bras ne s'applique qu'à des personnes dont la colonne est parfaitement droite. Il règne alors un concours favorable de causes et d'effets, qui tendent au développement rapide de la constitution du sujet. Les fonctions des poumons, du cœur et des organes digestifs sont rendues plus faciles : les matériaux de la nutrition étant mieux élaborés, tous les organes sont mieux nourris, et le sujet acquiert incessamment des forces nouvelles pour se livrer à des exercices plus violens ou plus soutenus.

Si la courbure latérale droite de la région cervico-dorsale était, comme cela s'observe fréquemment, compliquée d'une inclinaison de la tête en avant, on aurait, pour combattre efficacement cette double difformité, un exercice qui fait partie des jeux ordinaires de l'enfance, et qui convient plus particulièrement aux jeunes filles. Cet exercice est celui du volant, auquel on habituerait le sujet à jouer de la main gauche. L'action continuelle du bras de ce côté contribuera puissamment à ramener la partie de la colonne déplacée à sa direction naturelle, en même temps que les efforts répétés que sera obligée de faire la jeune fille pour lever la tête, afin de suivre la marche imprévue du volant, feront acquérir aux muscles des parties postérieure et latérale du cou la force nécessaire pour maintenir la tête suffisamment redressée.

Ce dernier exercice a même sur le précédent cet avantage, que, portant les jeunes filles à l'action musculaire par l'attrait du plaisir, il n'exige pas cette contrainte à laquelle on est quelquefois forcé d'avoir recours pour les soumettre à un exercice méthodique; mais insignifiant pour elles qui n'en prévoient pas les résultats ; ensuite, maintenant dans une action continuelle les organes de la voix, par la conversation aussi enjouée

qu'animée qu'il nécessite, il concourt efficacement,
suivant la judicieuse remarque du docteur Londe (1),
à développer la poitrine et à régulariser le jeu des
poumons.

La crainte de compliquer trop la description du
mode d'action des causes de la courbure de ce genre,
m'a empêché d'expliquer en détail, dans la partie physiologique qui lui est relative, la cause qui la rend si
fréquente chez les jeunes filles qui font de la musique
sur la harpe, le piano. Quand on reste assis quelque
temps sur un siége sans dossier, les muscles qui occupent la gouttière vertébrale, et qui, aidés de l'action
accessoire de ceux de la région latérale-postérieure du
tronc, soutiennent le corps droit, ne tardent pas à se
fatiguer; aussi la colonne se courbe bientôt. Le rapport
des surfaces articulaires entre elles est alors tel, qu'elles
ne portent les unes sur les autres que par la partie antérieure de leur corps : la résistance que la colonne
offre aux puissances qui font effort sur elle latéralement
à angle droit est nécessairement diminuée de moitié;
aussi l'action des muscles de l'épaule droite, quelque
peu sollicitée qu'elle soit pour fournir au bras de ce
côté le point d'appui dont il a besoin pour mettre en
jeu l'instrument, est cependant suffisante pour attirer
à droite les vertèbres dorsales.

(1) *Gymnastique médicale*, page 138.

Il ne faudrait pas cependant conclure de là que, pour remédier à cette difformité, dont on chercherait vainement à expliquer autrement la cause, il soit nécessaire de faire courber le dos aux jeunes malades qui exercent le membre le plus faible, car on s'exposerait à compliquer la courbure; il vaut mieux exercer les muscles de ce côté plus long-temps que de diminuer, par une mauvaise position, l'étendue des surfaces par lesquelles les vertèbres se touchent dans la position verticale.

(*Voyez la planche* 2e.) Après la courbure à droite de la région cervico-dorsale, avons-nous dit en expliquant, le plus simplement et le plus clairement possible, le mécanisme suivant lequel s'effectuent les déviations par action musculaire, celle de la région dorsolombaire latérale est la plus commune. Quand on sait comment ont agi les muscles qui la déterminent le plus ordinairement, on reconnaît de suite combien est fausse et dangereuse cette proposition émise par la plupart des auteurs de traités élémentaires de chirurgie (1), que dans les maladies qui nous occupent *la convexité de la courbure est presque toujours tournée vers le côté qui est le plus fort et le plus exercé, et que les muscles*

(1) M. Boyer, dans son *Traité des maladies chirurgicales*, a commis lui-même cette erreur qu'ont copiée l'auteur de l'article ORTHOPÉDIE du grand Dictionnaire, et la plupart de ceux qui ont traité le même sujet.

qui répondent à la concavité sont pâles, grêles et peu disposés à se contracter; car la conséquence naturelle de cette proposition en thérapeutique, est qu'il faut solliciter l'action des muscles de ce dernier côté; ce qui est vrai pour la courbure dont nous avons précédemment parlé, mais tout-à-fait faux pour celle dont il est ici question.

Les exercices qui peuvent remplir l'indication appropriée à cette espèce de courbure, sont donc tous ceux qui sollicitent l'énergie contractile des muscles qui tendent à abaisser la poitrine sur le bassin du côté qui correspond à la convexité de la courbure, qui tendent, en un mot, à faire exécuter à la colonne un mouvement d'inclinaison inverse à la direction vicieuse dans laquelle elle est maintenue par la continuité d'action des muscles qui l'ont entraînée, et par la conformation anormale qu'ont acquise les surfaces articulaires des vertèbres déviées.

On parvient assez souvent à opérer le redressement de la colonne courbée dans ce sens, en faisant porter au bras du malade du côté vers lequel le corps penche, par conséquent du côté correspondant à la concavité de la courbure, un fardeau assez pesant pour que, ne pouvant pas le porter long-temps par la seule force des muscles du bras, il incline fortement le corps vers le côté libre, dans la direction de la ligne A E opposée à celle A B, afin de chercher à se maintenir dans l'état d'équilibre nécessaire à la station, en faisant en sorte que le centre de gravité du corps passe, autant que possible, entre la poitrine et le fardeau, et que ce dernier prenne un point d'appui sur la hanche.

Cet exercice, dont les effets semblent peu douteux en théorie, n'a cependant pas toujours répondu, dans la pratique, au résultat qu'on pensait pouvoir en attendre. Il est d'abord à remarquer que la courbure latérale de la partie moyenne de la colonne épinière, dont nous traitons ici, diffère de la précédente en ce qu'elle trouve bien plus souvent qu'elle une cause prédisposante de son développement dans une constitution détériorée. Or, si le fardeau est un peu pesant, ce qui est indispensable pour qu'il produise quelque effet, il est à craindre qu'il n'augmente trop par son propre poids la pression que les parties supérieures du corps exercent sur la colonne, et qu'il ne rende par là plus difficile le résultat désiré. Je conseille donc de lui substituer l'exercice suivant :

On fixe en terre, au moyen d'une corde de la longueur d'un pied environ, une pièce de bois de cinq ou six livres, de la hauteur de la jambe, garnie d'un anneau destiné à recevoir la main, et enchâssée de manière qu'abandonné à elle-même quand elle a été élevée au point permis par la corde qui la retient en terre, elle retombe dans la même direction. A un pied environ de la ligne sur laquelle est placé ce léger appareil, on trace une autre ligne qui, se dirigeant obliquement, rencontre la première à une distance de trois ou quatre pieds environ. Sur chacun des deux côtés de cette ligne, on établit une cavité assez profonde pour recevoir les pieds de la personne qui doit s'exercer, ou mieux on y fixe deux sandales résistantes dont les talons répondent exactement au niveau de la pièce de bois, et disposées comme doivent l'être les pieds dans la station naturelle.

Quand tout est ainsi disposé, on fait chausser au jeune malade les sandales fixées en terre, et on lui fait exécuter, du côté de la déviation, c'est-à-dire du côté de la convexité de la colonne, qui est aussi celui auquel correspond la pièce de bois, un mouvement d'inclinaison latérale du corps, au moyen duquel sa main atteigne l'anneau de cette pièce de bois, qu'il soulève alors jusqu'où elle peut s'élever, et qu'il abandonne aussitôt pour recommencer de nouveau.

Comme on aurait lieu de craindre qu'en se relevant le sujet ne rejetât son corps du côté opposé, et ne perdît ce qu'il a pu gagner par le mouvement inverse, on place le long du corps, du côté de la concavité de la courbure, une espèce de béquille qui, maintenue fixe à une ceinture, porte d'une part sur le sol, et de l'autre sous l'aisselle, qu'elle tient ainsi élevée à sa hauteur naturelle. Par ce moyen, si les muscles qui ont agi défavorablement en abaissant la poitrine sur le bassin, ne sont pas condamnés à un repos absolu, il est du moins évident que leurs antagonistes, plus fortement exercés qu'eux, reprendront la force nécessaire pour contre-balancer leur action.

On peut substituer à cette béquille et faire porter habituellement au sujet un corset garni d'un tuteur qui, portant son action sur la hanche d'une part, et sur l'épaule de l'autre, déprime la première en même temps qu'il élève la seconde. Ce tuteur, au moyen d'une crémaillère qui permet d'en varier la longueur, et portant un ressort à pompe qui lui donne de l'élasticité, n'augmente que très-peu la pesanteur du corset, et maintient quelquefois suffisamment les parties lorsque la courbure n'est pas considérable.

Dans ce dernier cas, on est plus d'une fois parvenu à opérer le redressement de la colonne en fixant au corset du malade, immédiatement au-dessous de l'aisselle, du côté de la courbure, c'est-à-dire du côté de la convexité de la colonne, une bande de peau très-solide, garnie dans toute sa longueur d'élastiques, et assez longue pour aller jusqu'au-dessous du genou, où on la fixe par un tour de bande, à un degré suffisant de tension pour que l'enfant non seulement soit constamment averti de se pencher de ce côté, mais encore afin qu'il ait une assez grande résistance à vaincre pour se porter du côté opposé, vers lequel un penchant ir-résistible tend sans cesse à l'entraîner. Remarquons toutefois que si on s'apercevait qu'il luttât contre cette résistance, il faudrait renoncer à ce moyen.

Les différens exercices que je viens de décrire suffi-sent dans beaucoup de cas pour corriger la difformité à laquelle ils s'adressent; mais quand la déviation est telle que la courbure de la région dorsale est accom-pagnée d'une courbure inverse très-prononcée de la région lombaire, on serait presque toujours sûr de retirer les plus grands avantages de l'escrime pratiqué de la main qui correspond à la concavité de la courbure dorsale : prouvons cette assertion en réduisant à des données claires et précises la somme d'action que les muscles exercent sur la colonne vertébrale dans les différens mouvemens et dans les attitudes dont se com-pose cet exercice; prenons toujours pour exemple le cas de courbure représenté dans la planche 2°, qui exige par conséquent que le fleuret soit tenu de la main gauche.

Dans le moment où la personne se mettra en *garde*, tout le poids du corps transporté sur la jambe droite n'y sera maintenu que par l'action des muscles qui abaissent latéralement la poitrine sur le bassin de ce côté, et de ceux qui de la crête iliaque se rendent aux vertèbres lombaires; de telle sorte que la colonne éprouvera dans sa partie dorsale un effet de renversement à droite, et dans sa partie lombaire un effet d'adduction de ce même côté : mouvemens dont les résultats très-prononcés imprimeront à la colonne une direction tout-à-fait inverse de celle à laquelle elle s'est fâcheusement laissée entraîner. Dans l'instant où la personne *se fend*, le corps, lancé en avant par la jambe droite qui, de fléchie qu'elle était, se tend tout-à-coup, fait sentir son poids plus également sur les deux jambes, la colonne se redresse en même temps que ses extenseurs propres la soutiennent assez pour qu'elle ne soit pas entraînée par le poids de la tête; et en même temps aussi que le bras gauche, dans l'extension nécessitée pour que l'arme atteigne l'adversaire, tend à attirer à lui la partie des vertèbres qui forment dans la région dorsale le centre de la concavité de la courbure. Que fait le sujet pour se remettre en garde, il contracte de nouveau tous les muscles de la région latérale et postérieure du tronc à droite, et redonne ainsi à la colonne la situation avantageuse dans laquelle elle était avant qu'il se *fendît*.

Si l'ensemble de ces mouvemens, exécutés comme nous venons de le dire, peut contribuer à la guérison de la difformité telle que nous l'avons représentée, il est certain qu'ils seraient tout-à-fait contraires à une pareille difformité du côté opposé : dans ce cas, il faudrait faire faire des armes avec la main droite.

(*Voyez la planche* 3e.) La courbure de la colonne vertébrale qui, appartenant à l'ordre dont nous nous occupons, survient en arrière dans la région dorsale, et qu'on pourrait nommer excurvation de la colonne, dépend le plus ordinairement, comme nous l'avons prouvé et reconnu ailleurs, d'une trop fréquente action des muscles qui forment les parois antérieures de l'abdomen, et qui ont courbé la colonne comme un arc dont la ligne A B représenterait la corde. Les exercices opposés à l'action de ces muscles sont donc tous ceux qui sollicitent les contractions des faisceaux charnus de la région postérieure du tronc, et particulièrement ceux qui occupent les deux larges gouttières formées par l'intervalle que laissent entre elles les apophyses transverses et les apophyses épineuses des vertèbres.

Cette courbure est-elle légère, et dépend-elle simplement de l'habitude qu'aurait contractée un enfant de pencher le corps en avant pour écrire ou dessiner sur une table trop basse pour lui; il suffit quelquefois alors, pour la faire disparaître, de le faire écrire pendant quelques mois sur une table très-haute. Si ce moyen ne suffit pas, on peut l'aider d'un autre conseillé par Andry (1), qui consiste à faire exercer cet enfant à porter sur le sommet de la tête un corps assez pesant légèrement arrondi; les efforts qu'il fera sans cesse pour prévenir la chute de ce corps, donneront aux muscles de la face postérieure de la colonne la force nécessaire pour ramener cette tige osseuse à sa rectitude naturelle, et pour vaincre la prépondérance d'action de ceux qui l'auraient forcée à s'incliner en avant. Ceux-ci avaient agi dans le sens de la ligne AB; ceux-là agiront dans la direction de celle AC.

Cet exercice, qui, envisagé légèrement, peut sembler opposé au résultat qu'on cherche à obtenir, est donc tout-à-fait conforme aux données physiologiques les plus positives que nous possédions sur la contractilité musculaire et sur les excitans propres à la solliciter. En effet, s'il semble au premier abord qu'un poids ajouté à l'extrémité de la colonne vertébrale inclinée en avant, doive tendre à augmenter la courbure que cette dernière décrit; la plus légère attention fait bientôt reconnaître qu'il produit un effet tout contraire; car pour conserver un objet quelconque pesant en équilibre sur la tête pendant la progression, on est porté par une détermination instinctive à redresser autant

----

(1) *Traité d'orthopédie*, 2 vol. in-12, Paris, 1741. Ouvrage qui renferme quelques préceptes judicieux, mais perdus au milieu d'une foule d'erreurs et de grossiers préjugés.

que possible la colonne vertébrale, afin que cet objet porte directement sur le centre de gravité du corps: or, ce redressement ne peut avoir lieu que par l'action simultanée des faisceaux musculaires qui meuvent postérieurement et même latéralement les vertèbres les unes sur les autres, et qui, par la répétition fréquente de ce surcroît d'action, finissent par maintenir l'épine habituellement droite. Les laitières suisses, qui portent leur lait sur leur tête, ne sont-elles pas toutes remarquables par la rectitude de leur taille? et n'est-ce pas au poids du bonnet à poil que portent les grenadiers, qu'on doit surtout attribuer cette attitude droite et cette démarche presque roide de la plupart d'entre eux?

Comme les enfans ont besoin d'être constamment avertis pour abandonner une attitude vicieuse qu'ils ont contractée, il serait prudent de faire porter, dans l'intervalle des exercices décrits plus haut, à ceux dont le dos est ainsi voûté, un léger collier de peau à la partie postérieure duquel serait fixé un anneau. A cet anneau tiendrait une pièce d'élastiques forte et résistante, large de quatre travers de doigts environ, et assez longue pour se rendre le long de la colonne, non à un corset qui, quelque peu serré qu'il fût, pourrait nuire au libre développement des muscles long-dorsal et sacro-lombaire, mais à un caleçon solidement fixé sur les hanches et les cuisses. Cette pièce élastique serait terminée par un chef de cuir qu'on passerait dans une boucle du caleçon, et on la mettrait habituellement dans un état de tension tel que l'enfant serait constamment obligé de chercher à reporter la tête et les épaules en arrière, pour se soustraire à la pression pénible que le collier exercerait sans cela sur son cou.

Si le sujet s'était accru tout à coup en hauteur, et que l'habitude d'avoir le dos constamment voûté dans ce moment, n'eût pas permis aux muscles des parois abdominales antérieures de se développer en proportion de l'augmentation subite de la taille, comme dans le cas que j'ai cité à la page 31, il serait inutile, dangereux même de tenter le redressement de la colonne, avant d'avoir cherché à obtenir le relâchement de ces muscles, par des embrocations d'huile d'amandes douces, des bains tièdes, des bains de vapeur et autres moyens semblables.

Le maniement habituel des armes, tel qu'on l'enseigne aux soldats, est un exercice qui dissipe tous les jours des déviations de la colonne en arrière; il en est de même de l'escrime et de la natation, différens exercices auxquels je ne vois pas pourquoi on n'habituerait pas les jeunes filles contrefaites aussi bien que les garçons, en ayant toutefois la précaution de faire ressentir les secousses provenant des grands mouvemens qu'ils exigent plus particulièrement sur les parties gauches du corps, qui sont presque toujours les plus faibles chez elles.

Nous pourrions donc trouver une foule d'exercices qui remplissent parfaitement l'indication qui se présente dans ce genre de courbure; mais il en est peu qui donnent plus sûrement et plus promptement le résultat désiré, que celui qui consiste à faire parcourir, plusieurs fois par jour, au jeune malade un plan incliné d'une certaine longueur, en descendant. Ici aucun moyen mécanique n'est utile pour l'avertir de porter le dos et la tête en arrière ; car, s'il ne prenait pas de lui-même cette précaution, sa marche serait impossible, et au premier pas sa chute serait imminente. Aussi, forcé de porter en arrière le centre de gravité du corps pour retenir le torse qui tend à obéir aux lois de la pesanteur, il tient dans un état de contraction permanent la masse sacro-spinale et les muscles du cou qui ne sauraient être soumis long-temps à de semblables efforts sans se développer en énergie.

On conçoit que si, pour cet exercice, on voulait profiter d'une pente très-douce, il faudrait, pour qu'il eût quelque effet, que le sujet portât dans ses mains, ou devant de lui, un poids qui tendît à augmenter la pesanteur du corps, et qui compensât les muscles en action de la part d'efforts à laquelle ils eussent été contraints si la pente eût été plus rapide.

Enfin, comme pour arriver au sommet du plan incliné que le jeune malade doit ainsi parcourir, il faut nécessairement qu'il monte, on préviendra la conséquence naturelle de cet exercice, inverse du premier dont il annulerait les effets, en choisissant un monticule dont une des pentes serait très-douce, et l'autre assez rapide. On le ferait alors monter par la première en arrière, et descendre par l'autre en avant.

Si on voulait varier les exercices applicables à la courbure en arrière, on pourrait ajouter aux précédens celui-ci : une personne de la taille et autant que possible de la force de la jeune malade, saisit fortement ses mains, et arqueboutant ses pieds près des siens, tend à l'attirer à soi en se renversant en arrière : la jeune fille imite cette position, et tous deux tournent dans le même sens en cherchant à s'entraîner mutuellement. Une seule personne pourrait se livrer à cet exercice, dont les enfans réunis se font souvent un jeu en saisissant avec force à une corde passée dans une poulie fixée à plat sur le sommet d'une pièce de bois la hauteur de la poitrine, et autour de laquelle elle décrit un cercle en rapprochant les pieds de sa base et en déjetant le corps en arrière. La douleur qui ne tarde pas à se faire sentir vers les reins, si on continue cet exercice seulement au-delà de quelques secondes, montre évidemment qu'il met les muscles de la région posté-

rieure et inférieure du tronc dans un état de contraction voisin du spasme.

On pressent aussi combien dans cette espèce de difformité de la taille, il importe que le sujet repose pendant la nuit sur un lit résistant et disposé de telle
sorte que la tête soit très-basse; dans cette position, la
partie antérieure du corps des vertèbres sera soustraite
à la pression que les parties superposées exercent sur
elles, et les apophyses épineuses s'accroîtront dans une
direction moins oblique.

(*Voyez la planche* 4e.) La courbure en avant de
la colonne vertébrale qui survient ordinairement dans
la région dorso-lombaire, et qui n'est qu'une exagération de la courbure naturelle que la colonne présente
en cet endroit, est fort heureusement assez rare; car
non-seulement elle est une des plus funestes par la
compression qu'elle peut exercer sur les viscères contenus dans la partie inférieure de la cavité abdominale,
mais elle est encore une de celles dans lesquelles il est
difficile de remplir l'indication appropriée, qui est d'attirer constamment la poitrine sur le bassin dans le sens
de la ligne A C.

Il existe pourtant plusieurs manières de forcer les
muscles qui tendent à abaisser la poitrine sur le bassin,
à entrer et se maintenir dans un état assez long de
contraction; c'est de faire monter au sujet un plan in-

cliné, ayant sur les épaules un fardeau qui agisse moins par son poids que par son développement en arrière; ou bien de le faire monter au revers d'une échelle, seulement suspendu par les mains; et, lorsque ses pieds auront abandonné le sol, de l'engager à chercher à atteindre avec eux un des échelons le plus près des mains, pour faire dans cette position une ascension aussi forte que possible.

On voit que dans le premier de ces deux exercices on ne saurait se maintenir long-temps, non-seulement dans la progression, mais simplement dans la station, sans chercher à reporter le centre de gravité du corps en avant; et que dans le second on ne peut atteindre le but indiqué qu'en contractant fortement les muscles abdominaux, afin de soulever le bassin d'arrière en avant, et en même temps de projeter les extrémités inférieures en avant et en haut. A l'égard de ce dernier exercice, je dois faire remarquer qu'il en est peu de plus propres à favoriser le développement de la totalité des muscles du tronc, surtout si on s'y livre de manière à chercher à effectuer l'ascension uniquement par le secours des mains.

On peut encore mettre en jeu les muscles qui forment les parois antérieures de l'abdomen par l'exercice suivant : on fait asseoir le sujet sur le bord d'une chaise proportionnée à sa taille; puis, renversant le dos, il passe ses deux bras au-dessus du dossier , et saisissant fortement les côtés du siége de la chaise , il soulève ses pieds en l'air et les tient quelque temps dans cette position.

Comme il est plus difficile ici que dans la déviation précédente de contrebalancer par des exercices directs l'action prépondérante des muscles qui ont agi défavorablement , on devra être plus attentif à faire servir les mouvemens ordinaires du jeune malade à sa guérison ; c'est ainsi qu'on ne lui permettra d'écrire que sur une table très-basse , et on lui fera sans cesse observer de ne pas jeter ses épaules en arrière.

Si ce genre de difformité était le résultat d'une inégalité en longueur des extrémités inférieures , on prévoit qu'on ne pourrait la guérir qu'en ajoutant à quelques-uns des moyens déjà énoncés , une chaussure habituelle qui , par son épaisseur , suppléât au défaut de longueur du membre le plus court ; mais il faut convenir , dans ce cas , que la difformité est plus facile à prévenir qu'à guérir.

La planche explicative de ce genre de difformité (4°) représente une jeune fille dont la courbure de la région lombaire en avant s'est développée en même temps que le dos s'est arrondi, ou mieux que la courbure naturelle de la région dorsale s'est prononcée plus qu'elle ne l'est ordinairement. Mais très-souvent aussi cette courbure survient chez de jeunes filles qui ont contracté la mauvaise habitude de porter les épaules en arrière, et qui ont acquis une conformation de la la taille telle que le dos est applati et que la tête, projetée en avant, forme seule un contrepoids à la tendance qu'a le tronc de se déjeter en arrière.

Dans ce genre particulier de déformation, il ne s'agit pas seulement, comme dans celui dont il vient d'être question, de chercher à reporter le poids du corps en avant par ce mouvement de flexion de la poitrine sur le bassin, qui s'opère aux dépens de la région lombaire, et qui s'effectue dans la direction de la ligne A C ; il y a trois séries de muscles à mettre en jeu : 1° ceux de la région antérieure de l'abdomen, tels que les grands et petits obliques et surtout le droit du bas-ventre, dont les contractions en abaissant la poitrine tendent à effacer la concavité qu'offre en arrière la région lombaire de la colonne ; 2° ceux de la partie antérieure et latérale de la poitrine qui tendent à ramener les bras et les épaules en avant, comme les grands et petits pectoraux ; 3° enfin ceux qui reportent la tête en haut et en arrière, comme la portion cervicale du trapèze, les splenius, les grands et petits complexus.

Il existe un genre d'exercice qui, exécuté convenablement, remplit cette triple indication. Que sa simplicité n'effraye pas, s'il n'a rien qui séduise l'imagina-

tion du vulgaire, il n'en est pas moins propre à corriger
la difformité pour laquelle je le propose. Il consiste
dans l'action de soulever un poids au moyen d'une
corde qui passe sur une poulie fixée à la partie la plus
élevée d'une maison, et qui se trouve hérissée de nœuds
distans de deux pieds environ les uns des autres, afin
que l'enfant pour les saisir ait besoin de déployer une
assez grande somme de forces et de mouvemens. La
corde doit être disposée de telle sorte qu'une barrière
placée à la hauteur environ des hanches, ne permette
à l'enfant de la saisir qu'en se penchant en avant; mais
comme il y aurait à craindre que sa tête ne s'abandonnât
à la tendance qu'elle a de se déjeter en avant, il faut
lui faire porter un chapeau ou toute autre coiffure dont
la chute ne puisse être prévenue que par la persistance
de la tête dans une situation droite.

Enfin, si l'épaule droite était plus développée que la
gauche, on disposerait tout de manière que la main droite
ne servît que pour retenir la corde dans le point où l'élévation et l'abaissement de la gauche l'auraient amenée.

Il n'est pas moins utile dans cette courbure que
dans la précédente, de faire coïncider le décubitus avec
les différens exercices propres à la combattre; le lit
du sujet devra être diposé de manière qu'il repose les
cuisses fléchies sur le bassin, et le dos élevé : dans
cette position les lombes auront une tendance à s'en-

foncer dans le lit, et les vertèbres de cette région, pressées les unes contre les autres par leur bord antérieur, seront par-là plus disposées à reprendre leur direction naturelle.

Les déviations de la colonne épinière qui surviennent dans sa région cervicale, quoique généralement moins dangereuses que celles qui se développent au-dessous du cou, n'en sont pas moins très-importantes à connaître; elles sont, comme nous l'avons dit, le plus ordinairement l'effet de l'inclinaison de la tête qui se trouve attirée vers tel ou tel côté, par l'action de certains muscles qui l'emportent en force sur ceux qui leur sont opposés; l'action de ces muscles est infiniment plus facile à déterminer que celle des muscles qui entraînent la colonne au-dessous du cou; aussi la guérison des difformités qu'elle entraîne est-elle toujours plus facile et plus prompte à obtenir.

L'inclinaison de la tête en avant peut être combattue avec succès par tous les exercices qui exigent une action forte et soutenue des muscles de la région postérieure du cou : l'exercice du volant, comme nous le savons déjà, remplit assez bien cette indication; mais comme, en se livrant à ce jeu, les enfans sont constamment obligés de baisser la tête en même temps que tout le corps pour ramasser le volant, je conseillerais de le faire alterner avec le suivant :

L'enfant étant assis, on lui donne à mettre dans sa
bouche un léger chalumeau dont l'une des extrémités est
fendue en trois parties qui, renversées, forment une espèce d'entonnoir : sur cet évasement on place une petite
boule de liége, et l'enfant renversant la tête en arrière,
de manière à souffler dans le tube dans une direction
verticale, cherche à soulever et à maintenir la boule
éloignée du chalumeau par un jet d'air dont il modère
à volonté la force et l'étendue. Il est important de sur-
veiller l'enfant qui pourrait s'incliner sur le bord de sa
chaise, enfoncer la tête dans les épaules, et ne tourner
la face en l'air que par un mouvement de tout le
corps, ce qui éloignerait nécessairement du résultat
désiré. La réitération fréquente de cet exercice, qu'on
peut alterner aussi avec celui qui consiste à porter sur le
sommet de la tête une boîte ou une boule qu'il s'agit
de ne pas laisser tomber, sera bientôt suivie de la disparition de l'attitude vicieuse dont il est question.

Ces jeux conviennent particulièrement pour les jeunes
filles ; mais pour les garçons, il n'est pas de meilleur
moyen d'opérer le redressement de la tête inclinée en
avant, que l'escrime et la natation, exercices qui exigent tous les deux, et particulièrement ce dernier, une
contraction permanente des muscles de la région postérieure du tronc.

Si cette difformité est très-prononcée, il faut ajouter

à ces différens exercices quelques moyens mécaniques; mais ici comme ailleurs, ne pas oublier que le redressement doit se faire surtout à l'aide de l'action des muscles, et que les machines doivent servir moins à soutenir la tête qu'à avertir le sujet de ne pas l'abandonner au penchant qu'elle a de tomber en avant.

M. Boyer conseille pour cela l'usage de la machine suivante, qu'on pourrait même simplifier infiniment: une plaque de fer très-mince, recouverte de peau de chamois, et garnie d'un coussin à son côté concave, est attachée à une mentonnière, et fixée par elle sous le menton qu'elle doit embrasser; la convexité de cette plaque reçoit les extrémités supérieures de deux ressorts sphéroïdes faits avec du fil-de-fer assez solide, et dont les extrémités inférieures sont fixées sur la poitrine, au moyen d'un bandage de corps maintenu par un scapulaire : deux fourreaux de peau de chamois recouvrent les deux colonnes formées par les ressorts et une plaque de cuivre solide les unit au bandage de corps. Lorsque le sujet laisse tomber la tête, les ressorts de cet appareil, qui ne doit avoir aucune action tant que celle-ci est dans sa rectitude naturelle, la repoussent doucement, et avertissent en quelque sorte les muscles de la négligence qu'ils mettent à la soutenir. On voit que cette machine agit tout autrement que la croix de fer à laquelle on fixait autrefois la tête, et que quelques mécaniciens bandagistes emploient encore aujourd'hui; elle est également infiniment préférable aux cols de carton auxquels la plupart des personnes étrangères à la médecine ont ordinairement recours.

Je ne pense pas non plus qu'il soit utile d'insister beaucoup sur le danger qu'il y aurait à suivre le conseil donné par quelques mécaniciens, de chercher à attirer la tête en arrière, au moyen d'un poids suspendu à un ruban fixé à la partie postérieure du bonnet du malade : ce procédé peut séduire jusqu'à un certain point les personnes qui n'ont aucune connaissance en physiologie; mais la plus simple réflexion fait bientôt reconnaître qu'il doit produire un résultat tout contraire à celui qu'on cherche à obtenir. En effet, pour que ce poids ait quelque effet, il faut qu'il soit d'une assez grande pesanteur : dès-lors les muscles abaisseurs de la tête, luttant continuellement contre l'action de sa gravité pour prévenir le renversement total de la tête en arrière, acquierront bientôt une nouvelle énergie qui portera en peu de temps leur force de quatre à huit; aussi à peine le poids sera-t-il enlevé que la tête sera entraînée en avant par un effort musculaire qui pourra même être porté au point de simuler un mouvement convulsif.

Si on voulait employer ce moyen, voici comment il faudrait l'exécuter : on placerait le poids à l'extrémité d'un ruban fixé à la partie antérieure du bonnet, et tellement long, que l'enfant, pour marcher et éviter que le poids ne touchât à terre, fût obligé de tenir la tête droite et élevée. La répétition fréquente de cet acte redonnerait bientôt aux extenseurs de la tête la supériorité de force que les fléchisseurs avaient prise sur eux.

L'inclinaison de la tête en arrière est beaucoup plus rare que la précédente; comme elle ne se remarque ordinairement que chez de très-jeunes enfans que leurs nourrices ont placés dans des attitudes vicieuses, elle se guérit fréquemment d'elle-même dès que l'enfant commence à marcher, et la cause qui occasionne l'inclinaison de la tête en avant est précisément la même qui détermine la guérison de son renversement en arrière; si néanmoins elle persistait, et qu'il fût possible de soupçonner la division des apophyses articulaires des vertèbres, on pourrait recourir à la même machine proposée par M. Boyer pour l'inclinaison de la tête en avant, mais qu'on placerait en arrière.

L'inclinaison latérale de la tête, ou la contorsion du cou, est une des plus difficiles à guérir de toutes ces difformités qui ont leur siége au cou; elle est aussi souvent le résultat d'une paralysie de l'un des muscles sterno-mastoïdiens, que l'effet d'une extrême énergie de l'autre; il convient, dès qu'elle commence à se déclarer, de la combattre : si elle est récente et peu prononcée, et qu'elle dépende du développement de l'un des muscles précités, on peut d'abord essayer de la faire disparaître, en plaçant l'enfant à table de telle sorte qu'il ne puisse parler aux personnes qui l'environnent qu'en surmontant le penchant qu'il a d'incliner la tête du côté opposé: ce moyen simple, dont on peut multiplier l'application à l'infini, suffit assez souvent.

Quand cette difformité est très-ancienne, et que les muscles qui ont cédé ne peuvent que très-difficilement ramener la tête à sa direction naturelle, on peut avoir recours à divers moyens mécaniques. Tantôt de simples bandes adroitement combinées suffisent; d'autres fois, au contraire, il est utile d'employer un tuteur d'acier qui, fixé à la partie inférieure du tronc à une forte ceinture, ou mieux placé sur une chaise mécanique, prend la tête dans la position vicieuse où elle se trouve, et la ramène en sens opposé. Je sais qu'on pourrait m'objecter que cette violence faite aux muscles les plus forts, est loin de redonner à ceux qui sont trop faibles l'énergie nécessaire pour maintenir la tête droite; mais je ne conseille ces moyens que dans les cas extrêmes.

Dans le cas de paralysie de l'un des muscles sterno-mastoïdiens, on peut encore espérer de ramener la tête en sollicitant, par des mouvemens répétés, des frictions sèches ou aromatiques, l'action des muscles dont les efforts réunis tendent au même but. Le muscle paralysé, formera alors une tumeur dans le moment où la tête sera portée de son côté ; mais la plus grande partie de la difformité disparaîtra. Quant à la rétraction spasmodique de ce muscle, si elle ne cède pas aux fomentations émollientes, aux saignées locales abondantes, aux embrocations huileuses, aux frictions faites avec des linimens camphrés, opiacés, etc., il faut recourir à sa section transversale. Il peut même arriver que le spasme cesse et que le muscle conserve sa rigidité, et qu'on est obligé d'en venir à cette opération, d'ailleurs plus simple et moins dangereuse qu'on ne pourrait d'abord se l'imaginer. M. Boyer (1) a vu deux cas dans lesquels le spasme cessa, sans que la tête revînt à sa direction naturelle.

Il peut encore se faire que la tête soit maintenue, fléchie en avant, ou inclinée de toute autre manière, par une cicatrice difforme, résultant d'une brûlure ou d'une plaie qui aurait intéressé non-seulement la peau, mais encore les muscles sous-jacens. La première chose à tenter dans ce cas, est bien de ramener peu à peu la tête à sa position ordinaire, et de favoriser la détente des parties par tous les moyens convenables, et sur tout par les embrocations d'huile d'amandes douces ; mais, si on n'y parvient pas, ce qui arrive souvent, il devient indispensable d'opérer la section de la cicatrice, de fixer

(1) *Traité des malad. chirurg.*, tome 4.

la tête dans sa position, et de l'y maintenir jusqu'à ce que la nature ait fait les frais d'une nouvelle cicatrice, qui remplira l'intervalle des bords de la plaie.

Comme on le voit par ce qui précède, quand une courbure de la colonne vertébrale est occasionée par l'action musculaire, et qu'on a bien reconnu le mécanisme de cette action, il est presque toujours facile de trouver un exercice qui met en jeu les muscles au détriment desquels l'équilibre s'est trouvé détruit. Forcé de parler toujours d'une manière générale, je me suis renfermé, autant que possible, dans la détermination exacte des muscles dont il est nécessaire, dans chaque principale espèce de courbure, de favoriser le développement, et je me suis contenté de donner quelques exemples des divers exercices qui peuvent, dans chaque circonstance, remplir l'indication requise. Mais on conçoit aisément que le médecin qui a approfondi la théorie de nos mouvemens, versé, en un mot, dans les lois de la mécanique animale, peut varier les exercices à l'infini, et les modifier dans la pratique, suivant une foule de circonstances qu'il est difficile de préciser dans la théorie.

Les exercices les plus simples peuvent, quand on a soin de leur faire subir quelques modifications qui les approprient à la circonstance, procurer tout le résultat désirable. C'est ainsi que j'ai vu une jeune fille de quatorze ans être presque entièrement guérie d'une courbure latérale droite de la région dorso-lombaire par l'exercice du cheval de bois et celui de l'escarpolette : tout était disposé, dans le premier de ces deux exercices, pour qu'elle ne pût atteindre la bague qu'en se penchant fortement à droite ; et dans le second, auquel elle se livrait debout, elle ne pouvait saisir la corde que très-bas de la main droite, et très-haut de la gauche.

Il s'en faut encore beaucoup qu'il soit aussi facile de bien reconnaître et d'isoler la cause de ces courbures, qu'il semble l'être d'après la description qu'on pourrait en lire dans un ouvrage ; et la personne étrangère à la médecine, ou un médecin même qui n'aurait pas porté spécialement son attention sur ce point, s'exposerait fréquemment à mettre sur le compte de certains muscles ce qui ne devrait être attribué qu'à l'action de quelques autres. Il est donc très-souvent nécessaire de joindre une finesse exquise d'observation, un coup d'œil sûr, à une connaissance approfondie de la mécanique animale, pour reconnaître parmi les actions habituelles aux jeunes malades celles qui ont effectivement occasioné la difformité ; ainsi que pour choisir et combiner entre eux les exercices les plus propres à stimuler les muscles devenus languissans et inertes, et à émousser l'énergie de ceux qui dominent. Une erreur, dans ce cas, pourrait avoir les plus graves conséquences; en voici une preuve.

Une demoiselle de quinze ans, que plusieurs maladies consécutives avaient jetée dans un état extrême de faiblesse, et affectée d'une courbure du genre de celle qui est représentée dans la planche 1re, fut conduite de Lyon à Paris, pour qu'on pût avoir sur sa position l'avis de l'un de nos chirurgiens les plus renommés. Celui-ci, sans trop s'informer de la cause déterminante de cette difformité, conseilla aux parens de prendre un invalide qui lui fît faire l'exercice du fusil, et lui apprît l'escrime. Trois mois s'étaient à peine écoulés depuis que ce conseil avait été donné et suivi, que les forces de la jeune malade augmentèrent en effet un peu; mais la difformité de la taille semblait plutôt s'être accrue qu'avoir diminué.

Les parens, convaincus que cet exercice ne parviendrait jamais à la rendre droite, se décidèrent à la placer dans un de ces nombreux établissemens orthopédiques où la méthode de l'extension est en faveur. Comme les directeurs de cette prétendue maison de santé leur avaient fait entendre qu'on ne pouvait se prononcer sur le résultat futur de l'extension qu'au bout de six ou huit mois (1), la mère ne vint voir sa fille qu'après dix mois

(1) On voit qu'au besoin nos orthopédistes sont prudens et savent, quand il le faut, c'est-à-dire quand leurs intérêts l'exigent, se con-

révolus ; mais elle la trouva dans un tel état qu'elle la retira aussitôt, et la ramena à Lyon avec une difformité plus prononcée qu'elle ne l'était à son arrivée à Paris ; difformité dont, dans le début, l'un des exercices que j'ai précédemment décrits l'eût infailliblement guérie en quelques mois.

Je dis dès le début, et je ne saurais trop le répéter, car lorsque la courbure est ancienne, et que le sujet a touché au terme de son entier accroissement, les fibro-cartilages intervertébraux sont toujours plus ou moins comprimés du côté de la concavité de la déviation ; le corps des vertèbres lui-même, lorsque la difformité est très-prononcée, est déprimé de ce côté, tandis que le côté opposé étant plus libre, reste plus épais ; et ce qui n'était dans l'origine que l'effet passager d'une disposition vicieuse, devient insensiblement une altération profonde de la structure de la partie, et constitue une maladie contre laquelle tous les efforts de l'art ne sont que trop souvent infructueux.

Quelle raison pourrait donc s'opposer à ce qu'un médecin, dissipant enfin le prestige que le charlatanisme a répandu sur la plupart des moyens mécaniques, aussi dispendieux qu'inutiles, qu'emploient aujourd'hui les orthopédistes, formât dans Paris un

formier à cette partie du premier aphorisme d'Hippocrate : *Experientia fallax, judicium difficile.*

établissement orthopédique, sous la forme d'une véritable école gymnastique, spécialement destiné au
traitement des difformités de la taille chez les jeunes
filles? Convenablement dirigé, un semblable établissement n'aurait pas pour résultat unique la guérison
de la plupart des jeunes filles qui viendraient y réclamer des soins pour la maladie à laquelle est consacré
cet ouvrage; mais, frappées des succès qu'on y ob
tiendrait, les institutrices reconnaîtraient enfin combien il leur en coûterait peu de procurer à leurs élèves
cette taille gracieuse et ces formes régulières, qui sont
les principaux attributs de la beauté.

Alors seulement nous pourrions espérer de voir diminuer le nombre, aujourd'hui si prodigieux, des jeunes
filles dont la taille se déforme par l'habitude de certaines
positions vicieuses, que l'étude de quelques arts d'agrément ou les simples travaux de l'aiguille les forcent à
garder, et dont l'inaction à laquelle on les contraint
dans le moment des récréations, aussi bien qu'à leur
entrée dans le monde, n'est propre qu'à perpétuer et
à aggraver les funestes résultats.

Craindrait-on que l'usage des exercices corporels, in-
troduit dans les pensionnats, n'altérât, chez les jeunes
filles, cette susceptibilité nerveuse et ces formes si délicates qu'une erreur de goût nous porte à rechercher en
elles, et ne les détournât de l'étude de la musique, du des-

etc. ? Qu'on n'oublie pas que ces arts d'agrément, dont je suis loin de contester absolument l'utilité, ne sont pourtant propres à jeter sur une partie de leur existence qu'un éclat passager, tandis qu'une constitution vigoureuse, le coloris éclatant de la fraîcheur qu'elle entraîne, et des formes gracieuses, avant tout, sont des agrémens de toute la vie.

Je ne décrirai point ici les différens exercices qui devraient être mis en usage dans l'école gymnastique dont je viens de faire ressortir la nécessité; c'est au médecin qui serait à la tête de cette utile institution à les multiplier à l'infini et à les combiner entre eux, afin que chaque espèce de difformité de la taille en trouvât quelques-uns qui fussent parfaitement appropriés à sa guérison; il importe surtout qu'avant de soumettre un enfant difforme à ces différens exercices, on ait bien apprécié la manière d'agir des différentes machines qui sont destinées à les faire exécuter.

Quant à celles de ces machines qu'on pourrait employer comme moyen auxiliaire direct de redressement (car on a pu se convaincre que je n'en ai pas entièrement proscrit l'usage), on doit se rappeler que si par leur moyen on parvient quelquefois à ramener les parties déviées à leur forme et à leur rectitude naturelles, leur effet cesse le plus ordinairement avec leur action. Si on se borne à leur usage, les muscles, comprimés et privés de mouvement, s'atrophient de plus en plus ; toutes les parties fibreuses perdent incessamment leur faculté contractile et leur élasticité ; les organes deviennent à chaque instant plus difficiles à maintenir, et le mal fait des progrès continuels ; elles ne doivent donc servir qu'à maintenir les parties dans les intervalles que laissent les instans où l'on met à contribution les ressources immenses de la gymnastique ; et parmi celles de ces machines qui doivent être portées dans le moment des exercices, celles qui conservent au corps sa forme, et qui apportent le moins d'obstacles possible à l'action musculaire, doivent incontestablement avoir la préférence.

Voilà une vérité que les bandagistes ne sauraient comprendre, parce qu'elle réduit à bien peu de chose leur ministère dans les cas dont il s'agit ; voilà enfin les seuls principes qui prévaudront, tandis que les lits mécaniques et la plupart de leurs accessoires seront bientôt plongés dans le plus profond oubli, où ne seront conservés que pour attester le goût de notre époque pour tout ce qui frappe les yeux, et pour montrer le pas rétrograde qu'ont imprimé à l'orthopédie les spéculateurs qui ont cherché à les ressusciter de nos jours.

Quelques personnes pourraient objecter aux vœux que je forme en faveur d'un établissement orthopédique, dans lequel les exercices feraient la base essentielle du traitement des difformités de la taille, le peu de succès

qu'a obtenu l'espèce d'école gymnastique qu'avait ou-
verte, il y a quelques années, pour les jeunes filles
contrefaites, le directeur du Gymnase civil et militaire :
que devait-on espérer d'un traitement médical qu'ad-
ministrait lui-même un homme auquel son titre de
colonel me fait supposer toutes les qualités requises pour
exercer de jeunes soldats au maniement des armes,
mais que son défaut absolu de connaissances physiologiques rendait incapable d'apprécier la véritable cause
des déviations de la colonne vertébrale, et de déterminer
convenablement le genre particulier d'exercice qui
convient à chacune d'elles?

Un médecin (1) était bien, à la vérité, attaché à
cette succursale du Gymnase général; mais il était contraint de se résigner au rôle de simple spectateur, et
semblait n'assister aux exercices que pour épargner au
directeur le ridicule dont il n'eût pas manqué de se
couvrir en se proclamant ouvertement compétent dans
une matière tout-à-fait du domaine de la médecine. J'ai
assisté plusieurs fois aux séances gymnastiques des
jeunes filles, et je n'ai pas vu sans un grand étonnement et sans peine qu'elles étaient presque toutes indistinctement soumises aux mêmes exercices, dont le

(1) M. le docteur Bégin, que plusieurs ouvrages remarquables
ont placé au rang des chirurgiens physiologistes les plus distingués
de l'époque.

principal consistait à sauter sur une espèce de cheval de
bois, en s'appuyant subitement sur les mains. Malgré
les vices de cette institution, un assez grand nombre de
jeunes filles y ont trouvé les moyens d'amender, quelques-unes même de faire disparaître des difformités de
la taille, que l'emploi des machines à extension n'eût
certainement fait qu'aggraver.

Enfin chercher à opérer, par l'exercice, le redressement de la colonne vertébrale entraînée par l'action
irrégulière de certains muscles, est bien la principale
indication qui se présente à remplir dans la plupart des
circonstances ; mais dans un grand nombre de cas
aussi, il faut joindre à ce moyen tout ce qui est propre
à favoriser le développement de la constitution générale du sujet, et à détruire en lui l'état général de
langueur qui a prédisposé à la maladie, ou de laquelle
il résulte.

Ainsi, outre la précaution qu'on aura, dès le début
de la difformité, de le faire coucher sur un lit solide et
parfaitement horizontal, on le soumettra à une nourri-
ture animale, principalement composée de viandes
grillées, et à l'usage d'une légère quantité d'un vin
généreux, si aucun viscère ne présente les signes d'une
irritation, et surtout si les différens organes de la vie
d'assimilation sont dans un état normal.

Mais parmi tous ces moyens, ordinairement accessoires indispensables dans le traitement des incurvations de la colonne vertébrale par action musculaire, il n'en est point de plus efficaces que les frictions faites non-seulement sur les muscles dont la faiblesse a laissé entraîner la colonne, ce dont on ne saurait jamais s'abstenir sans rendre la guérison plus difficile, mais faites sur les différentes parties du corps, soit avec la main ou une brosse très-fine, soit avec une flanelle imprégnée de vapeurs aromatiques. M. le professeur Chaussier m'a plusieurs fois assuré avoir retiré de ce moyen les plus grands avantages, et l'a toujours regardé comme un des plus propres à ranimer la vitalité languissante du système musculaire.

L'exercice lui-même, pour produire tout le bien désirable, a besoin d'être pris dans certaines conditions : c'est ainsi qu'il serait toujours préjudiciable de le prendre immédiatement après le repas, et qu'il est beaucoup plus efficace quand le sujet s'y livre dans un lieu vaste et découvert, et soumis à l'insolation. Des bains tièdes, suivis d'un léger massage des membres et des articulations, effaceraient bientôt ce que l'exercice pourrait avoir de pénible dans les premiers momens, en même temps qu'ils disposeraient les muscles à agir le lendemain avec plus de force et moins de fatigue.

Si la courbure de la colonne vertébrale était ancienne, et qu'on craignît que les vertèbres déviées, trop solidement retenues dans leur position anormale, ne fussent pas disposées à céder aux efforts des muscles dont on sollicite la contractilité, il serait nécessaire de placer le malade, avant qu'il se livrât à l'exercice, dans un bain de vapeur, et même de soumettre son dos à des douches de même nature.

Ne serait-il pas encore prudent, dans ce cas, pendant les premiers temps des exercices, de soustraire les vertèbres à la pression des parties supérieures dont le poids tend toujours à maintenir les surfaces articulaires dans leur rapport habituel, vicieux ou non, et forme ainsi une résistance de plus qu'ont à vaincre les muscles mis en jeu. Ainsi, dans cette circonstance, on pourra favoriser le relâchement des ligamens et des fibro-cartilages intervertébraux, en disposant le lit du jeune malade de manière que le plan sur lequel il reposera pendant la nuit puisse s'incliner à volonté.

Alors, après avoir fixé solidement sa tête, par le moyen de celles des machines usitées dans les lits mécaniques, qui exercent la compression la moins douloureuse, on incline le lit, et on force les parties inférieures du corps seules à exercer une légère extension sur la colonne; on peut même, pour mieux juger du rapport que conservent entre elles les vertèbres, placer l'enfant en pronation sur ce lit, et si la courbure est latérale, dans la région dorsale, on pourra dans le moment de l'extension exercer le bras qui correspond à la concavité de la courbure.

Enfin, si on s'apercevait que sous l'influence de cette extension, les vertèbres cédassent mieux aux efforts des muscles qu'on met en jeu, rien ne s'opposerait à ce que l'enfant portât dans le jour la machine de Levacher ou toute autre semblable, et exerçât les muscles du bras pendant que la colonne est légèrement étendue; mais toutes ces tractions exigent la plus grande prudence et de fréquentes interruptions.

2°. *Courbures produites par l'altération primitive ou essentielle de la colonne vertébrale.*

Si nous avons été assez heureux pour prouver, contre l'opinion générale, que l'art possédait des moyens aussi simples qu'efficaces pour prévenir et pour combattre avec succès la plupart des difformités de la taille occasionées par une action irrégulière des muscles, nous n'aurons pas le même bonheur pour celles de ces difformités qui dépendent d'une lésion essentielle ou primitive des parties qui composent la colonne vertébrale.

Que sont, en effet, ces courbures?

Considérées dans leur début, elles ne sont le plus ordinairement que l'expression d'une altération profonde des organes de la force d'assimilation, et surtout

d'un état morbide des différens tissus blancs, qui fait
ressentir ses funestes effets sur les principaux points
du système osseux, auquel il enlève ou qu'il empêche
de s'approprier le phosphate de chaux, sur la présence
duquel repose toute sa solidité; ou bien elles sont le résultat d'une inflammation ulcéreuse du corps de quelques vertèbres, dont cet état d'exaltation de la vitalité
du système absorbant, désigné sous le nom de constitution scrophuleuse, a porté l'irritabilité au-delà du
degré normal; ce qui constitue d'une part le rachitis ou le ramollissement des os, de l'autre le mal vertébral ou la maladie de pott.

Examinées plus tard, c'est-à-dire quand l'économie
est affranchie du fâcheux état qui les avait déterminées,
elles consistent en des changemens profonds dans la
forme et la contexture, tant des parties osseuses, que
des substances ligamenteuses qui entrent dans la composition de la colonne épinière.

Dans la première de ces deux circonstances, je veux
dire quand l'une des deux maladies qui l'a occasionée
existe encore, la courbure de l'épine n'est qu'un symptôme de l'affection principale qui trouble sa conformation naturelle, non comme un des principaux leviers,
c'est-à-dire comme une des pièces les plus importantes
du squelette considéré sous le rapport de la mécanique
animale, mais simplement comme un organe qui fait

partie du système osseux ; et dans lequel la substance spongieuse abonde ; ou , pour parler plus physiologiquement, comme le point de ce système qui reçoit le plus de vaisseaux et de nerfs , et qui est par conséquent le plus disposé à la phlogose et à la carie.

Si nous les envisageons sous ce point de vue, il ne nous est donc pas plus permis de nous en occuper ici, qu'il ne serait convenable d'examiner en particulier chacun des différens points du système osseux sur lesquels l'affection désignée sous le nom de rachitis étend ses ravages. C'est cette affreuse maladie qu'il faut traiter d'abord, et toute tentative de redressement opérée vers la colonne épinière ne ferait qu'aggraver l'altération dont elle est le siége, en concentrant plus spécialement sur elle le mouvement de désorganisation qui tend à se porter sur toutes les parties au système desquelles elle appartient, et que les médicamens stimulans, administrés par les voies digestives, sont malheureusement dans bien des cas plus propres à accroître qu'à modérer. De là l'accord unanime des praticiens de toutes les opinions sur la nécessité du repos absolu des parties, dans le cas de ramollissement des vertèbres, comme dans celui de leur carie.

Quand le rachitis a cessé ses ravages, ce qui arrive plus souvent par le seul effet de l'accroissement que par les secours de la médecine, que trouve-t-on dans

les parois osseuses de la poitrine? partout des obstacles physiques insurmontables au redressement de la
colonne vertébrale. Tantôt trois ou quatre vertèbres,
un nombre même plus considérable, ont été ramollies
au point d'être réduites sur un de leurs côtés au tiers,
au quart même de leur épaisseur, tantôt une série entière de vertèbres ne forme qu'une masse irrégulliè-
rement anguleuse, résultant de leur soudure entre elles.
D'autres fois les vertèbres conservent une partie de leur
mobilité; mais deux côtes, que l'inclinaison de la colonne a rapprochées, se sont réunies en une seule pièce,
et maintiennent toute la poitrine dans un état de déformation sur lequel toutes les parties voisines, aussi
bien que les organes contenus dans la cavité thorachique, ont été obligées de se mouler en se développant.
Les cabinets anatomiques de la faculté de médecine de
Paris renferment plusieurs exemples remarquables de
ces dégénérescences du système osseux, particulièrement des côtes et de la colonne vertébrale.

Mais si les courbures de la colonne vertébrale appartenant à cet ordre, sont le plus ordinairement au-
dessus des ressources de l'art, quel signe caractéristique
peut donc les faire reconnaître de suite, afin que l'espoir d'obtenir leur guérison par les moyens efficaces
contre celles du premier ordre, ne tourne pas au détriment du malade au lieu de le soulager? C'est là un

écueil contre lequel bien des praticiens viennent échouer, et quoique dans la partie pathologique de cet écrit j'aie déjà cherché à spécifier d'une manière générale leurs caractères différentiels, il n'est pourtant pas toujours aussi facile qu'en théorie de les reconnaître, quand on ne trouve dans le reste du système osseux aucune trace de la maladie qui les a déterminées, maladie qui peut quelquefois n'avoir agi d'une manière évidente que sur la colonne vertébrale.

J'ai même vu une jeune fille dont les os des extrémités, la jambe et l'avant-bras surtout, portaient des traces manifestes d'un état rachitique auquel elle avait été en proie dans sa première enfance, et qui, guérie de cette maladie, eut à treize ans une courbure de la colonne, qui s'est développée avec de telles circonstances qu'on ne pouvait l'attribuer à rien autre qu'à une action irrégulière des muscles, et qui cédera nécessairement à un exercice convenablement dirigé.

Dans les deux ordres de courbures, il y a faiblesse générale et particulièrement du système musculaire considéré en masse; mais il y a cette différence, que, dans le premier ordre, la faiblesse ou l'état de langueur générale de l'économie, qui est quelquefois cause prédisposante de la courbure, en est le plus ordinairement l'effet, tandis que dans le second elle précède la courbure, et n'est aux yeux des médecins physiologistes que le résultat d'une vitalité morbide des tissus blancs.

A ce que j'ai déjà dit ailleurs des caractères du rachitis, que la plúpart des auteurs ont à tort divisé en une foule d'espèces, on peut encore ajouter que la personne qui en est affectée a, dès sa première enfance, la tête grosse, la face pleine et le teint vermeil, les yeux larmoyans, le ventre très-volumineux, le foie et la rate extrêmement développés, et les organes digestifs d'une activité surprenante. Le reste du corps, au contraire, est maigre et desséché, toutes les articulations sont d'une grosseur extrême et relâchées, les os mous et assez souvent remplis de nodosités.

Lorsque la carie des vertèbres a été sur le point de se déclarer, le malade a éprouvé dans un point quelconque de la colonne une sensation qui était d'abord plutôt de la chaleur que de la douleur; quand la courbure qui a succédé à cette carie s'est formée, sa démarche était lente et gênée, ses jambes habituellement froides soutenaient difficilement le poids de son corps, et il éprouvait la plus grande difficulté à se redresser quand il s'était incliné. Il peut même arriver alors que les membres se trouvent paralysés aussi bien que la vessie et le rectum; mais ces accidens sont rares à la vérité, comme l'a fort judicieusement observé le docteur Ollivier d'Angers (1); car la courbure se faisant lentement,

(1) *De la moelle épinière et de ses maladies.*

la moelle épinière s'accommode très-souvent à sa forme, et continue ses fonctions; enfin des abcès se forment au bas de la colonne et laissent des traces de leur ouverture.

Les courbures par action musculaire ne sont pas une de ces affections héréditaires qui passent du père à l'enfant; c'est le résultat d'un accident attaché à chaque individu en particulier, et dont il ne doit chercher la cause que dans les diverses circonstances de sa vie. Le rachitis, au contraire, est souvent le triste héritage de quelques familles entières.

Remarquons à cette occasion que lorsque le rachitis a affecté une personne accidentellement, et surtout à une époque déjà éloignée de la naissance, comme vers l'âge de cinq à six ans, cette personne peut très-bien, quelque ravage qu'ait produit la maladie dans le système osseux, donner par la suite le jour à des enfans bien conformés. Aussi voit-on un grand nombre de bossus, horriblement contrefaits, devenir la base d'une famille saine et nombreuse. Il serait donc souvent dangereux d'affirmer de prime abord qu'un enfant bossu né d'un père bossu a reçu de son père sa mauvaise conformation; car cet enfant peut être né avec des organes disposés à se développer régulièrement, et n'avoir été soumis qu'accidentellement à la cause qui a déterminé la difformité dont il est atteint. Je possède à cet égard depuis

quelque temps une observation qui confirme l'importance de cette remarque, et qui prouve que dans quelques
cas ce n'est qu'après bien des renseignemens qu'on peut
se prononcer sur le véritable caractère d'une courbure
de la colonne vertébrale.

M. P***, fabricant de draps, fut en proie vers l'âge
de cinq ans à une affection scrophuleuse qui prit en
assez peu de temps le caractère du rachitis; les os longs,
ceux de la cuisse particulièrement, se courbèrent d'abord,
puis un grand nombre de vertèbres des régions dorsales
et lombaires se ramollirent et déterminèrent une gibbosité telle que l'épaule droite s'élevait à la hauteur de
l'oreille de ce même côté, tandis que la main gauche
se trouvait au niveau du genou; l'ensemble de sa constitution se développa néanmoins assez bien dans
cette conformation vicieuse, et à dix-huit ans, quoique
bossu, il jouissait d'une bonne santé. A cet âge il
quitta les gorges de la Savoie, dans lesquelles il était
né, et vint à Lyon exercer cette industrie si naturelle
aux Savoyards; plus favorisé de la fortune que de
la nature, il épousa à trente ans une femme jeune
et bien conformée dont il eut trois enfans; les deux
premiers de ces enfans étaient un garçon et une fille,
tous deux contrastant singulièrement par leur force
et leur taille avec leur père; le plus jeune était une
demoiselle, qui naquit dans le moment de la plus grande
prospérité de ses parens.

Élevée d'une manière infiniment plus recherchée que ses deux aînés, cette jeune fille contracta, en étudiant le dessin et la musique, une courbure latérale droite de la région dorsale, qui gêna tellement le développement de sa poitrine, qu'elle était plongée dans un état extrême de faiblesse : le père la retira de sa pension pour la montrer à plusieurs médecins de Lyon ; tous s'accordèrent à ne voir dans cette courbure que le résultat d'une affection rachitique dont il fallait arrêter les progrès par un régime fortifiant et par différens moyens mécaniques ; l'un d'eux, prenant quelques douleurs vagues qu'elle éprouvait dans la région dorsale, pour un signe précurseur de la carie, regardait même comme utile de prévenir l'érosion des vertèbres par quelques moxas appliqués sur les côtés de la colonne.

Me trouvant par circonstance à Lyon, en mars 1823, je fus consulté pour cette demoiselle, alors âgée de quatorze ans ; tous les renseignemens qu'on me fournit sur les circonstances au milieu desquelles sa taille s'était déformée, me persuadèrent que la colonne ne s'était courbée que par les mauvaises attitudes qu'elle avait prises en se livrant avec assiduité à l'étude de différens arts d'agrément. Je conseillai d'abord de ranimer la vitalité du système musculaire par l'insolation, les frictions sèches sur la peau, la promenade à pied, et, lorsque les forces le permettraient, d'exercer sa main gauche à mouvoir un rouet qu'on plaçait à une hauteur convenable. Cet exercice, continué pendant deux mois, lui donna assez de force pour qu'elle pût se livrer à quelques travaux de jardinage, et l'habitude qu'elle contracta de puiser de l'eau de la main gauche, ne se servant de la droite que pour retenir la corde, rétablit assez bien l'équilibre entre les puissances musculaires, pour qu'au mois d'octobre suivant je la revisse droite et jouissant d'une parfaite santé. Certes, si à cette époque les lits extenseurs avaient déjà joui de quelque vogue, les parens de cette jeune personne n'auraient pu résister aux démonstrations séduisantes des gens qui les emploient, et elle serait devenue la triste victime de leur aveugle crédulité.

Si les courbures qui se sont formées sous l'influence d'un ramollissement de la substance osseuse de la colonne vertébrale ou à la suite de la carie de quelques vertèbres, sont le plus ordinairement au-dessus des ressources de l'art, existe-t-il du moins quelques moyens de prévenir l'affaissement de la colonne pendant le cours de l'une de ces deux maladies? c'est une question qu'on ne trouve agitée dans aucun traité des maladies des os; tous les auteurs s'accordent bien sur la nécessité du repos absolu de la colonne, c'est à-dire sur la nécessité de soustraire cette tige osseuse au poids des parties supérieures du corps, et aux secousses que la marche lui imprimerait ; mais la position du malade dans son lit est-elle indifférente ? c'est ce qui mérite d'être examiné avec plus d'attention qu'on ne l'a fait jusqu'à présent.

« Quand on repose sur un lit ordinaire en supination, c'est-à-dire couché sur le dos, la colonne vertébrale se courbe légèrement en arrière, ou, comme le disent les auteurs, s'incline en avant ; la pression que les vertèbres exercent les unes sur les autres dans cette position se fait donc plus particulièrement ressentir sur la partie antérieure de leur corps ; c'est précisément cette partie, comme nous le savons, qui est ordinairement le siége, soit du ramollissement, soit de la carie. Or, cette position est la plus défavorable, puisqu'elle ajoute par la pression une nouvelle cause d'excitation à l'affection locale : le décubitus sur le côté n'est pas plus avantageux, car c'est la position dans laquelle, les fléchisseurs en général reprenant plus aisément sur les extenseurs la supériorité qui leur est naturelle, la colonne se courbe le plus facilement.

« La position qui semble le mieux convenir est donc le décubitus en pronation sur un lit dont la partie correspondant au tronc du malade offrira une légère dépression : le médecin qui le premier en a donné le précepte, est un Anglais nommé Bompfield qui, en 1822, remporta le prix dans un concours que la société de médecine de Londres avait ouvert sur le traitement des déviations de l'épine. Aux avantages que ce médecin reconnaît à cette position de soustraire les parties affectées à la pression pendant tout le temps de l'immobilité à laquelle est condamné le malade, on peut joindre ceux de rendre plus faciles à panser les exutoires qui font la base du traitement de la carie vertébrale, de diminuer la douleur que la chaleur entretient sur la colonne malade, dans la position inverse, et de permettre sur la fin de la maladie d'exercer sur les muscles de la région postérieure du tronc des frictions capables de favoriser leur nutrition, et de prévenir leur engourdissement. La pratique répondra-t-elle aux espérances que la théorie est autorisée à concevoir de ce précepte? c'est au temps à répondre; mais il est juste de noter que le médecin anglais dont je viens de citer le nom n'a été conduit à le donner que par des vues de simple mécanique, et n'en est pas moins au fond un empirique qui a la simplicité de croire qu'il fera disparaître toutes les déviations de la colonne vertébrale, en tiraillant fortement en sens contraire les jambes et les épaules de ses malades, et en exerçant de violentes pressions sur les vertèbres déviées.

Avouer que les courbures de la colonne épinière, résultant des altérations que détermine fréquemment le rachitis dans les parties qui constituent cette tige os-

seuse, ou d'une carie déterminée par un état scrophu-
leux ou rhumatismal, sont le plus ordinairement au-
dessus des secours de la médecine, n'est cependant pas
méconnaître entièrement la possibilité de les guérir,
ou du moins de s'opposer aux suites funestes qui les
accompagnent ordinairement.

Lorsque le rachitis ou la carie a cessé, et qu'il n'y a eu
qu'une petite quantité de vertèbres ramollies, ou soudées
entre elles, on est quelquefois parvenu à redonner aux
muscles qui s'attachent à la colonne vertébrale un degré
suffisant de force pour la maintenir, ou bien la repla-
cer dans un état, sinon naturel, du moins assez satisfaisant. *La planche* 5e représente le corps d'une jeune
fille que des exercices convenablement dirigés ont insensiblement ramené dans une position telle, que la
difformité n'est aujourd'hui que peu apparente. La colonne, chez cette jeune fille, avait tout-à-fait la forme
d'un S; la courbure a eu lieu par le ramollissement, du
côté gauche, du corps de quelques-unes des vertèbres
dorsales qui correspondent au point A; de telle sorte que
la tête et les épaules se sont d'abord déjetées à gauche. Mais l'affection locale s'étant terminée, les muscles qui abaissent latéralement la poitrine sur le bassin
du côté droit, agissant constamment pour rétablir
l'équilibre perdu, ont non-seulement ramené la partie
supérieure du corps à sa position ordinaire, c'est-à-dire

dans la direction du centre de gravité, mais ont fini par
élever la hanche de ce côté, comme on le voit par la
direction de la ligne B C, et ont ainsi déformé le bassin.
Dans la courbure latérale par action musculaire (*Voyez
la planche* 2ᵉ), la hanche est élevée du côté de la
concavité, parce que le renversement de la tête, avec
un léger mouvement du bassin en vertu duquel son
axe a été transporté à gauche de la ligne verticale, a
suffi pour rétablir le centre de gravité; dans cette dernière courbure, au contraire, l'angle formé par la colonne étant presque droit, le renversement de la tête
n'eût pas suffi, et il a fallu que l'équilibre fût rétabli
par l'abaissement de la poitrine elle-même, qui n'a pas
tardé d'être suivi de l'élévation de la hanche du même
côté.

Les exercices qui conviennent dans les courbures de
cet ordre, sont tous ceux qui tendent à faire exécuter
insensiblement à la colonne un mouvement inverse
à la direction dans laquelle l'entraîne la perte de substance qu'elle a éprouvée; on conçoit qu'ils ne sont
indiqués que lorsque toute trace d'inflammation locale
a disparu, ou bien que la soudure des vertèbres entre
elles est entièrement consolidée; plus tôt on courrait
le risque, soit de développer une nouvelle phlogose,
soit de rompre l'ankylose nouvellement formée.

Dans tous les cas, ce n'est toujours qu'avec la plus

grande circonspection qu'il faut se prononcer sur la possibilité de guérir les difformités de la taille occasionées par une perte de substance de la colonne vertébrale; toute tentative dont le résultat est nul n'est propre qu'à éloigner des secours de l'art les malades qui se trouveraient dans une position favorable pour les réclamer avec fruit.

Lorsque les malades affectés de courbures du genre de celles qui nous occupent, sont dans un état à pouvoir se livrer sans danger à quelque exercice, il est prudent de disposer d'avance chez eux l'économie à recevoir de légères secousses. L'exercice de l'escarpolette pris d'abord assis, ensuite debout, remplit assez bien cette indication. Lorsque les forces commencent à se développer, on peut assouplir légèrement la colonne en soumettant le corps du jeune malade au mouvement que procurerait une machine qui ne permît que difficilement au corps de conserver son équilibre : on en trouve dans les ateliers de plusieurs mécaniciens-bandagistes quelques-unes qui donnent assez bien ce résultat; mais en voici une que son extrême simplicité rend facile à construire, et qui, par cela seul, mériterait la préférence : une planche, longue de trois pieds et large de deux environ, est fixée solidement sur un pivot, de manière à s'incliner, à volonté, à droite ou à gauche sous la plus légère pression; de chaque côté est placée

une légère colonne de bois : le malade saisit ces colonnes à la même hauteur avec chaque main , et , placé
sur le milieu de la planche , il s'incline alternativement
d'un côté et de l'autre ; des ressorts d'acier placés aux
deux extrémités de la planche, modèrent l'effet de la
chute, et s'opposent à ce que le corps éprouve aucune
secousse brusque.

Enfin , quand les accidens qui suivent ces sortes de
courbures sont portés à ce point que la vie est en danger , il faut recourir aux moyens mécaniques et même
aux machines extensives. On ne guérira pas la courbure;
mais , je le répète, on se sera conduit selon ce précepte qu'il vaut mieux tenter un remède douteux que
de n'en employer aucun. Il peut même arriver , si le
sujet est jeune et éloigné encore du terme de son entier accroissement, que les parties, se développant dans
la position où les aura placées l'emploi prolongé et
sans interruption de ces machines, s'y maintiennent,
et que le malade y trouve le moyen de prolonger une
vie que la courbure, abandonnée à elle-même, eût de
plus en plus compromise.

Mais si ce cas extrême autorise l'emploi des moyens
extenseurs, il est loin encore d'autoriser à employer de
prime abord les lits mécaniques tels qu'ils sont aujour-
d'hui. Pour augmenter le relâchement des substances
articulaires qui unissent entre elles les vertèbres , et

par suite la flexibilité de la colonne, seule chose que doit avoir en vue le médecin qui sait apprécier le véritable effet de ces lits, il est nécessaire de disposer la colonne à ce relâchement en exécutant son extension par le seul poids du corps sur un plan incliné: par ce moyen on l'amènera insensiblement au point de pouvoir être soumise sans danger à l'action directe de deux forces d'extension opposées. Mais le malade ne devra rester sur ce lit que pendant la nuit; le jour il devra porter une machine à extension verticale; celle de Levacher, à laquelle M. Delacroix, bandagiste, a fait subir d'utiles modifications, convient parfaitement.

Quand enfin un relâchement suffisant sera obtenu, le corps sera maintenu habituellement redressé par des corsets à tuteurs; mais alors le médecin prudent, que la gravité de la difformité aura forcé à recourir à un semblable moyen, loin de se prévaloir, comme le font aujourd'hui tous les orthopédistes qui emploient les lits mécaniques, du changement d'état qu'il a procuré au jeune malade, comme d'une guérison, expliquera lui-même aux parens l'effet du traitement qu'il a employé, et, si le malade est une jeune fille, il montrera les chances qu'elle courrait en se mariant; car si par la suite les substances ligamenteuses en se resserrant, et les muscles en se développant, maintiennent la colonne dans un état assez satisfaisant de redressement, il est

presque impossible qu'à la première grossesse la colonne
ne reprenne pas sa flexibilté vicieuse, et ne forme ainsi
au développement de la matrice un obstacle qui occasionerait infailliblement la mort de la mère et de son
enfant.

Reduire à des données claires et précises le véritable
mode d'action des causes sous l'influence desquelles
la colonne épinière peut dévier de sa direction naturelle; prouver que les orthopédistes modernes par leurs
lits mécaniques à extension ne remplissent aucune des
principales indications thérapeutiques appropriées à la
nature de ces causes ; déterminer enfin les moyens ra-
tionnels de prévenir et de combattre avec succès le
plus grand nombre des courbures de la colonne vertébrale ; telle est la tâche que je me suis imposée en écrivant cet ouvrage ; je n'ose espérer l'avoir complètement
remplie, mais je crois du moins avoir établi pour chacune de ces trois questions des principes dont les médecins physiologistes pourraient difficilement contester
l'exactitude.

FIN.

Examen et réfutation de l'ouvrage du docteur PRAVAZ, *ayant pour titre :* Méthode nouvelle pour le traitement des déviations de la colonne vertébrale.

L'impression de mon ouvrage était presque achevée, et sa publication n'était retardée que par le tirage des planches, lorsque je vis annoncé, dans le *Journal de la Librairie*, du 17 février, un ouvrage du docteur Pravaz, intitulé : *Méthode nouvelle pour le traitement des déviations de la colonne vertébrale.* Habitué depuis quelque temps à voir les médecins qui s'occupent d'orthopédie se renfermer, pour ce qui a rapport à la colonne vertébrale, dans le cercle étroit et vicieux de la méthode de l'extension, je présumai d'abord que cet écrit n'était que l'annonce de quelques modifications insignifiantes apportées aux lits mécaniques, ou la récapitulation fastueuse des assertions erronées par lesquelles des spéculateurs ou quelques médecins crédules ont cherché à justifier leur emploi ; mais l'examen seul de la table des matières contenues dans cet ouvrage me fit revenir de ce pressentiment défavorable, et la lecture des premières pages me démontra clairement, à ma grande satisfaction, que le docteur Pravaz avait eu pour but principal de faire triompher l'opinion que j'avais émise dans le cahier d'août des *Archives générales de médecine* pour 1825, sur l'insuffisance et les dangers des lits mécaniques à extension, et sur les avantages des exercices gymnastiques appliqués au redressement de la colonne vertébrale accidentellement courbée.

Sous ce premier rapport, le titre de *méthode nouvelle* porte évidemment l'empreinte d'une prétention déplacée, et en en décorant son ouvrage, M. Pravaz a cédé moins à la conviction d'établir un principe nouveau, qu'au désir de piquer la curiosité publique; car ce qui prouve que ce médecin avait une connaissance exacte de mon mémoire, c'est qu'il reproche amèrement à M. Maisonabe, dans son avant-propos, d'avoir affecté du dédain pour les premiers travaux de Béclard. Or, à quelle occasion M. Maisonabe parle-t-il de Béclard? en me reprochant, dans la réponse qu'il fit à mon mémoire, de m'être appuyé du sentiment de cet illustre anatomiste.

S'il y a eu quelque mérite à rappeler les médecins français aux véritables indications thérapeutiques appropriées au plus grand nombre des courbures de la colonne vertébrale, il m'appartient donc tout entier; mais j'aurais regardé comme puérile toute réclamation à cet égard, si M. Pravaz n'avait pas parlé avec une complaisance affectée des travaux récens des Anglais sur la matière qui nous occupe. Il est vrai qu'en développant l'idée d'un compatriote, on a trop l'air de marcher dans un chemin battu, tandis qu'en faisant honneur de cette idée à des étrangers, on s'attire du moins le mérite de l'érudition.

Mais la question de priorité ne tient ici qu'à la forme; la chose principale est de savoir si M. Pravaz a déterminé d'une manière incontestable les causes des courbures de la colonne vertébrale, et expliqué le véritable mécanisme suivant lequel ces courbures s'effectuent, et si sa prétendue *nouvelle méthode* est réellement applicable au traitement de ces difformités. Examinons son ouvrage, et nous prouverons facilement, en exposant ses propres assertions, qu'il a complètement échoué dans les deux points essentiels, l'explication d'une partie des causes, et la détermination des moyens précis de traitement.

M. Pravaz reconnaît, absolument comme je l'avais établi dans mon mémoire, et comme je viens de le développer dans mon ouvrage, deux ordres principaux de courbures ; le premier comprend *celles qui résultent d'une affection essentielle du système osseux, et le second celles qui sont produites par la rupture de l'équilibre des puissances musculaires.* Il commence par examiner les premières, et après avoir longuement disserté sur les scrophules et le rachitis, sur leur cause et leur traitement, il reconnaît lui-même l'impuissance de l'art contre la plupart des altérations que ces maladies font subir à la colonne vertébrale, et soutient avec force, mais le prouve mal, que la méthode de l'extension est insuffisante et dangereuse contre ces sortes de courbures. D'abord, on ne peut s'empêcher de remarquer ici un défaut d'ordre : si, comme nous l'avons démontré, les courbures par action musculaire sont tellement fréquentes qu'il n'est pas deux jeunes filles sur vingt qui n'en portent des traces, et si, comme l'avoue M. Pravaz, elles sont fréquemment susceptibles d'être guéries, c'était par elles qu'il fallait commencer ; une marche contraire était non-seulement peu méthodique, mais devenait défavorable en prévenant mal les esprits sur l'efficacité des moyens orthopédiques ; mais arrivons aux courbures par action musculaire.

M. Pravaz n'établit aucune distinction entre ces courbures ; il pense qu'il suffit de reconnaître qu'elles peuvent s'effectuer d'avant en arrière ou latéralement. Selon lui, l'opinion des auteurs qui attribuent les courbures latérales à l'inégalité des puissances musculaires qui meuvent latéralement la colonne vertébrale, ne supporte pas un examen attentif ; *car, dit-il, en l'admettant il faudrait expliquer pourquoi la déviation est toujours à inflexions multiples. On ne dira pas sans doute que les muscles latéraux du côté droit sont plus faibles à la partie supérieure de l'épine et plus forts à sa partie inférieure que leurs homologues ; on demanderait par quelle raison cette inégalité a lieu presque constamment dans le même ordre, puisque sur dix cas de déviations latérales, huit au moins montrent une courbe convexe à droite dans la région dorsale et concave du même côté dans celle des lombes.*

Une erreur aussi palpable ne m'aurait point étonné dans le journal de M. Maisonabe ; mais j'avoue qu'après avoir vu M. Pravaz prodiguer, dans les premières pages de son livre, les théorèmes géométriques et les équations, j'étais loin de supposer que ses connaissances mathématiques le trahiraient quand il s'agirait d'expliquer le plus simple de tous les phénomènes de la statique animale. Le motif de cette double courbure qu'on re-

marque dans presque toutes les déviations latérales,
aussi bien que dans les autres, est facile à concevoir :
en effet, aussitôt qu'une courbure se forme et qu'elle
se trouve répartie sur une assez grande portion de la
colonne, la tête et les parties supérieures ne se trouvent
plus dans la direction du centre de gravité; l'équilibre
du corps est rompu, et la chute serait imminente, si
les muscles qui répondent à la convexité de la courbure
n'étaient pas dans un état de contraction continuel qui
finit par rétablir l'équilibre en déterminant une seconde
courbure en sens opposé à la première; la colonne
prend alors la forme d'un S.

Cette vérité est tellement sensible, que si M. Pravaz
a besoin de la méconnaître à la page 113, pour avoir
l'air de combattre ceux qui avaient déterminé avant
lui les véritables causes des courbures de la colonne, il
la proclame à la page 117 en disant : *quelquefois cependant il n'existe qu'une seule inflexion de l'un
ou de l'autre côté; cette particularité se présente lorsque l'individu qui est atteint de déviation latérale
l'a contractée par quelqu'une des attitudes auxquelles
oblige une profession sédentaire, comme celle des ou-
vriers qui travaillent appuyés sur l'un des coudes;
on conçoit sans peine que le centre de gravité puisse
alors être maintenu sur la base de sustentation sans
une seconde courbure.* Il fallait que M. Pravaz eût une
singulière opinion de la perspicacité de ses lecteurs
pour supposer qu'ils ne s'apercevraient pas d'une contradiction aussi choquante.

Mais cet auteur tient si peu à éviter de se mettre en

opposition avec lui-même, qu'il semble prendre à tâche
de détruire dans une page ce qu'il vient d'établir dans
les pages précédentes ; car comment concilier le dédain
qu'il affecte pour l'opinion des auteurs qui attribuent
les déviations latérales, avec cette phrase de la page 13 :
*outre ces courbures alternatives d'arrière en avant,
la colonne vertébrale en présente une autre à droite,
dans la région dorsale. Les observations du savant
Béclard ont démontré qu'elle était le résultat de l'usage
plus fréquent que nous faisons du bras droit ; cette
inflexion latérale dont la convexité se transporte à
gauche si l'individu fait un usage plus habituel du
membre thorachique du même côté, nous servira à
déterminer, avec la dernière évidence, la manière
dont se forment les déviations les plus ordinaires.* Admettre l'opinion d'un auteur quand on présume que
son autorité est imposante, et la rejeter au moment
d'en faire l'application, n'est certainement pas pro-
céder d'après les lois d'une saine logique.

Une erreur dans les sciences exactes conduit infailliblement à une autre. M. Pravaz ne pouvait nier l'action des muscles latéraux de la colonne sur la production de sa courbure latérale, sans éprouver le plus
grand embarras pour expliquer le mécanisme suivant
lequel s'effectue la courbure latérale droite que présentent la plupart des personnes que leur profession
force à rester long-temps assises sur un siége sans dossier, les jeunes filles, par exemple, qui font de la musique sur le piano, la harpe, ou qui brodent, etc. Voici
comment il explique cette courbure : *imaginons, par*

exemple, que le corps soit placé dans la station assise, le dos privé d'appui; lorsque cette attitude se prolonge les muscles long-dorsaux et sacro-lombaires, destinés à la maintenir, finissent par se fatiguer et deviendraient incapables de lutter contre la pesanteur, si des muscles accessoires ne venaient à leur aide; mais ces muscles n'ayant pas une direction parallèle au sens du mouvement qu'il s'agit de prévenir, ne peuvent y apporter un obstacle suffisant qu'en combinant leurs efforts de manière à donner au levier une forme qui change l'action de leur résultante (ici est décrit ce mécanisme compliqué); la colonne vertébrale affecte alors approximativement la forme d'un sigma renversé.

M. Pravaz avoue que l'action de ces muscles latéraux est un véritable *artifice* de la nature : je crois plutôt que l'artifice existe dans l'explication; j'ai donné à la page 130 de mon ouvrage la solution de cette question; je ne sais si je me fais illusion, mais il me semble que tout le monde saisira aisément mon opinion et la partagera. Quand on reste quelque temps assis sur un siége sans dossier, les muscles qui occupent les gouttières vertébrales, et qui, aidés de l'action accessoire de ceux de la région latérale-postérieure du tronc, soutiennent le corps droit, se fatiguent bientôt; aussi la colonne ne tarde pas à se courber en avant, position dans laquelle elle se maintient surtout par la tension des ligamens intervertébraux. Le rapport des surfaces articulaires du corps des vertèbres est alors tel, qu'elles ne portent les unes sur les autres que par la partie antérieure de ce corps : la résistance que la colonne offre aux muscles de l'épaule qui font effort latéralement à droite est nécessairement diminuée de moitié; aussi l'action de ces muscles, quelque peu sollicitée qu'elle soit pour fournir au bras de ce côté le point d'appui dont il a besoin pour mettre en jeu l'instrument, est cependant suffisante pour attirer à droite les vertèbres dorsales.

M. Pravaz prétend que cette incurvation latérale double que présente la colonne qu'on maintient quelque temps inclinée en avant, *peut être constatée dans tous les cas où l'on cherche à se soulager de la fatigue qu'occasione la station assise.* C'est là une supposition bien gratuite de sa part; s'il avait seulement cherché à voir un seul dos maintenu courbé dans la position dont il est ici question, il aurait reconnu que lorsqu'aucune cause n'attire latéralement les vertèbres, là courbe qu'elles décrivent se fait directement d'arrière en avant; je n'en donnerai pour preuve que l'exemple qu'il cite lui-même *des porte-faix, chez lesquels,* de son propre aveu, *on ne remarque qu'une exagération des inflexions antéro-postérieures.* Il me semble que si la colonne ne pouvait se maintenir long-temps courbée en avant, sans que ses muscles latéraux lui fissent éprouver une double courbure latérale, ces porte-faix, qui passent la moitié de leur vie le dos courbé, devraient avoir une colonne vertébrale qui offrît latéralement l'apparence d'un S la plus prononcé; ce qui n'est pas.

N'ayant établi aucune distinction positive entre les

différentes espèces de courbures, tant sous le rapport de leur forme que sous celui de leur siége, n'ayant même point parlé de celles qui peuvent avoir lieu en quatre sens différens dans la région cervicale, M. Pravaz devait nécessairement ne reconnaître qu'un seul exercice approprié au traitement des difformités de la taille. Cet exercice, qui, selon lui, *sert à remplir les plus essentielles indications*, est une sorte de balançoire formée par un plan mobile sur un axe horizontal, et élevé d'environ deux pieds au-dessus du sol; à chaque extrémité de ce plan est attaché un cordon qui s'élève verticalement pour aller passer sur une poulie fixée au plafond de l'appartement, et qui, changeant de direction, le renvoie à une seconde poulie scellée dans le mur latéral opposé : celle-ci le transmet à l'un des points d'un levier mobile auquel on suspend un poids.

Je ne suivrai pas M. Pravaz dans l'énumération des muscles qu'il prétend par là mettre en jeu; prenons seulement acte de ces deux phrases données sous forme de corollaires : *si le mouvement continue, on voit l'épine s'infléchir suivant des courbures absolument opposées.... Il* (cet exercice) *place le corps dans une attitude à peu près semblable à celle de l'escrime, alternativement de l'un et de l'autre côté.* Quoi ! pour corriger des courbures que vous avez reconnues vousmême dépendre d'un défaut d'équilibre entre les forces musculaires antagonistes, vous proposeriez sérieusement, comme un moyen rationnel, d'exercer et par conséquent de favoriser le développement simultané de ces deux forces, et vous pousseriez la raillerie jusqu'à prétendre *qu'on ne peut conserver aucun doute sur l'entière supériorité de ce mode de traitement?* Cette idée ne saurait soutenir un examen sérieux; on peut combattre une erreur, mais une absurdité ne mérite aucune réfutation.

En supposant même qu'on fît subir à cette balançoire diverses modifications qui la rendissent propre à mettre plus particulièrement en jeu les muscles qui ont cédé, elle ne serait toujours qu'un moyen fort illusoire, parce que les secousses qu'elle imprimerait à toute l'économie empêcheraient toujours que les forces ne se concentrassent sur les muscles les plus faibles. N'est-ce pas assez de reconnaître que cette balançoire peut servir à varier les jeux des enfans dont la colonne ne serait point encore déformée, et que les mouvemens d'oscillation qu'elle détermine peuvent aider seulement à faire apprécier le degré de flexibilité qu'a conservé cette tige osseuse, quand elle s'est accidentellement courbée?

J'ai rapporté, à la page 157 de mon ouvrage, l'exemple d'une jeune fille affectée d'une courbure latérale droite, du genre de celle que j'ai représentée par la figure deuxième, que ses parens, guidés par les conseils d'un médecin, ont entièrement guérie par différens exercices parmi lesquels était une balançoire sur laquelle elle se plaçait debout, et dont elle ne pouvait saisir les cordes qu'à des hauteurs fort inégales pour chaque main. En proposant exclusivement une machine aussi compliquée que sa balançoire, M. Pravaz aurait dû craindre qu'on ne supposât qu'encouragé par les succès des prôneurs des lits mécaniques, il ait cherché comme eux à frapper les yeux de la multitude.

Je me permettrai encore de demander comment M. Pravaz, qui a prétendu donner à la plupart de ses assertions la certitude d'une démonstration mathématique, et qui, à force de vouloir paraître scientifique, n'est quelquefois parvenu qu'à être inintelligible, ne s'est pas aperçu qu'il exciterait le rire des médecins qui auraient vu une seule courbure de la colonne vertébrale, en leur donnant par sa figure 2me un exemple de cette difformité. Si au moment où il a fait dessiner ce torse herculéen, il s'était seulement rappelé ce qu'il avait dit à la page 104, il aurait reconnu que jamais la colonne ne peut se courber comme elle est représentée dans cette figure, sans que les épaules, et souvent même les hanches, cessent d'être à la même hauteur, que l'omoplate à droite soit soulevée en haut et en arrière, et que la région lombaire gauche soit plus bombée que la droite.

Si une courbure double de la colonne vertébrale, telle que l'a représentée M. Pravaz, laissait dans leurs rapports naturels les différentes parties du tronc, je ne pense pas que sa guérison fût d'une grande importance, et je crois que les médecins seraient rarement appelés à la traiter.

En résumé, tout en reconnaissant que M. Pravaz a dit des choses fort justes dans la description trop détaillée qu'il donne de la colonne vertébrale; qu'il a ajouté quelques nouveaux aperçus sur les dangers des lits mécaniques à extension, et assez bien résumé tout ce qu'on avait dit avant lui sur les avantages de la gymnastique appliquée au redressement de la colonne vertébrale, il faut nécessairement reconnaître aussi qu'il n'a pas suffisamment approfondi la matière qu'il a essayé de traiter, et que la crainte de se voir devancer dans le développement des principes que d'autres avaient posés avant lui sur les véritables causes de cette difformité, et sur les indications thérapeutiques qui lui sont appropriées, l'a porté à faire un ouvrage que pourront consulter les médecins qui voudront discourir sur la maladie qui en fait le sujet, mais qui ne sera que d'un faible secours pour ceux qui voudront la guérir.

TABLE DES MATIÈRES.

AVANT-PROPOS. . . . . Page 1

CHAPITRE PREMIER.

*Des courbures de la colonne vertébrale, considérées sous
le rapport de leurs causes et de leurs effets.*

§ Ier.

*Des courbures produites par une action irrégulière des muscles, et de
leurs différentes espèces.*

Aperçu sommaire du rôle que joue la colonne vertébrale sous le
rapport de la statique animale. 19

1° De la courbure latérale cervico-dorsale droite. 23

De la courbure latérale cervico-dorsale gauche. 26

2° De la courbure latérale dorso-lombaire. 27

3° De la courbure en arrière de la région dorsale, ou dos vouté. 29

4° De la courbure en avant de la région lombaire, ou cambrure. 32

5° Des diverses espèces de renversement de la tête. 35

Différentes preuves qui ne laissent aucun doute sur la part que
les muscles ont prise à ces diverses déviations de la colonne
épinière. 39

Des raisons qui les rendent plus communes chez les jeunes
filles que chez les enfans de l'autre sexe. 41

§ II.

*Des courbures produites par une altération essentielle des parties
qui composent la colonne vertébrale.*

Des accidens funestes que ces courbures entraînent. 43

Des raisons qui font qu'elles sont très-fréquentes chez les enfans
des familles riches et chez les jeunes filles les plus jolies . . 49

CHAPITRE DEUXIÈME.

Des courbures de la colonne vertébrale considérées sous le rapport de leur traitement.

§ Ier.

Des moyens de prévenir les courbures, et de les reconnaître quand elles commencent à se former.

Des raisons qui les rendaient si rares chez les peuples anciens. 55

L'inaction physique à laquelle nos conventions sociales assujétissent la femme est leur cause prédisposante la plus active. 56

De la part que ses vêtemens prennent à leur production. . . . 57

Combien il importe que les institutrices les reconnaissent de bonne heure, et moyen de les reconnaître. 58

Rapport des différentes parties du torse, chez une femme bien développée. 61

§ II.

De l'insuffisance et des dangers de l'extension appliquée au redressement de la colonne épinière.

De son insuffisance. 66

De ses dangers. 75

Description générale des lits mécaniques à extension tant vantés aujourd'hui, et donnés pour une invention nouvelle, quoiqu'ils aient été employés et abandonnés depuis long-temps. 81

Ils ont tous les inconvéniens de la machine à extension proposée par Levacher en 1768, et n'en ont pas les avantages. 85

Premier rapport fait à l'Académie sur un de ces lits, tout-à-fait défavorable. 88

Lit mécanique oscillatoire de M. Lafond, tout aussi défavorable pour le moins que ceux à extension permanente. 91

Des seuls cas dans lesquels il serait excusable de se servir de ces lits. 94

Second rapport de l'Académie, infiniment plus défavorable que le premier. 98

De l'opinion que plusieurs membres de l'Académie ont émise
à l'occasion de ce rapport. 100

Opinion et erreur de M. Richerand à l'égard de ces lits. 101

Examen d'un Mémoire de M. Fodéré, favorable dans le commencement et essentiellement contraire sur la fin à la méthode
de l'extension. 102

Réfutation de l'article *orthopédie* du *nouveau dictionnaire de
médecine*, par M. Marjolin. 105

§ III.

*Examen et réfutation de quelques moyens proposés comme auxiliaires
des lits mécaniques à extension.*

Dangers des pressions exécutées sur les vertèbres déviées. . . . 112

Inutilité des douches et du massage de la tumeur, ainsi que des
béquilles qu'on fait porter à tous les malades qu'on soumet
aux lits mécaniques. 117

§ IV.

Du traitement rationnel des courbures de la colonne vertébrale.

Des raisons qui doivent engager à les traiter de bonne heure. 119

1° L'exercice est la base essentielle du traitement de celles qui
dépendent d'une action irrégulière des muscles. 122

Des exercices qui conviennent à la première de ces courbures. 124

De ceux qui conviennent dans la courbure latérale dorso-
lombaire. 131

Dans la courbure en arrière. 138

Dans la courbure en avant. 144

Exercices et autres moyens propres à détruire le renversement de
la tête dépendant de l'action des muscles. 149

De la nécessité de bien reconnaître les muscles qui ont agi
défavorablement, avant de conseiller les exercices. 156

Exemple à l'appui de cette nécessité. 158

Des avantages qui résulteraient de la fondation d'une école
gymnastique consacrée au traitement des difformités de la
taille chez les jeunes filles. 159

Des raisons qui expliquent le peu de succès d'une semblable institution qu'on avait essayé de fonder il y a quelques années.   163

2° Des courbures par lésion des parties constituantes de la colonne vertébrale, considérées sous le rapport de leur guérison.   167

Développement de divers signes par lesquels on peut les reconnaître.   170

Position la plus avantageuse quand la colonne est affectée de ramollissement ou de carie.   176

Circonstances dans lesquelles on peut espérer les faire disparaître ou les amender par différens exercices.   179

Moyens de disposer la colonne à s'alonger quand la nécessité exige d'avoir recours à l'extension.   181

Dangers du mariage pour une femme dont la colonne aurait été ainsi alongée, quelqu'apparence de redressement qu'elle offrît.   183

Examen et Réfutation d'un ouvrage du docteur Pravaz, ayant pour titre : *Méthode nouvelle pour le traitement des déviations de la colonne vertébrale.*   185

FIN DE LA TABLE DES MATIÈRES.

ERRATA.

Page 22, ligne 9, au lieu de *chacun de son côté*, lisez : *chacun de leurs deux côtés.*

Page 23, ligne 24, au lieu de *de la crosse*, lisez : *la crosse.*

Page 33, mettez la virgule de la ligne 4 à la place du point de la ligne 6, et le point à la place de la virgule.

Page 44, ligne 7, au lieu de *connus*, lisez : *connu.*

Page 122, ligne 13, au lieu de *telle*, lisez : *tel.*

Pl. 1re

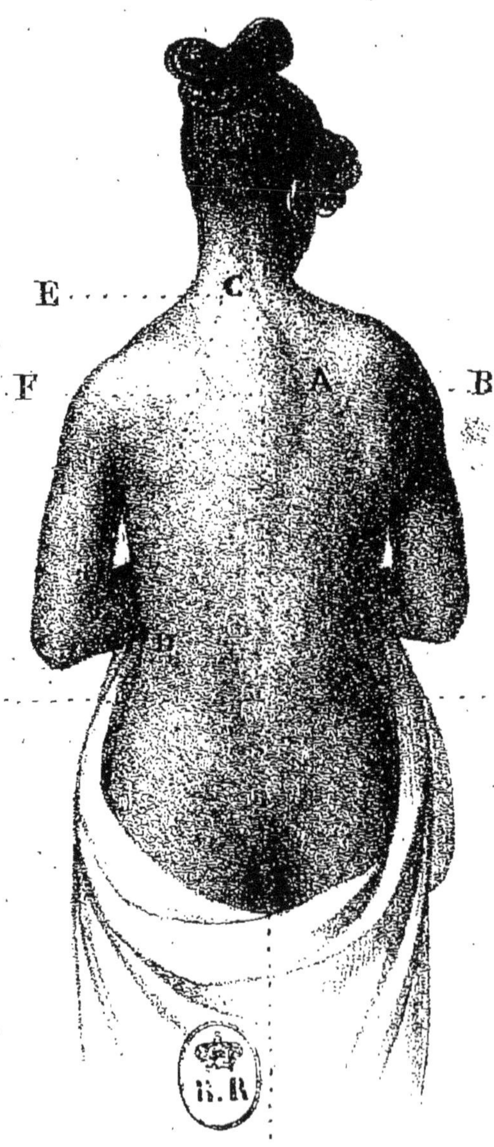

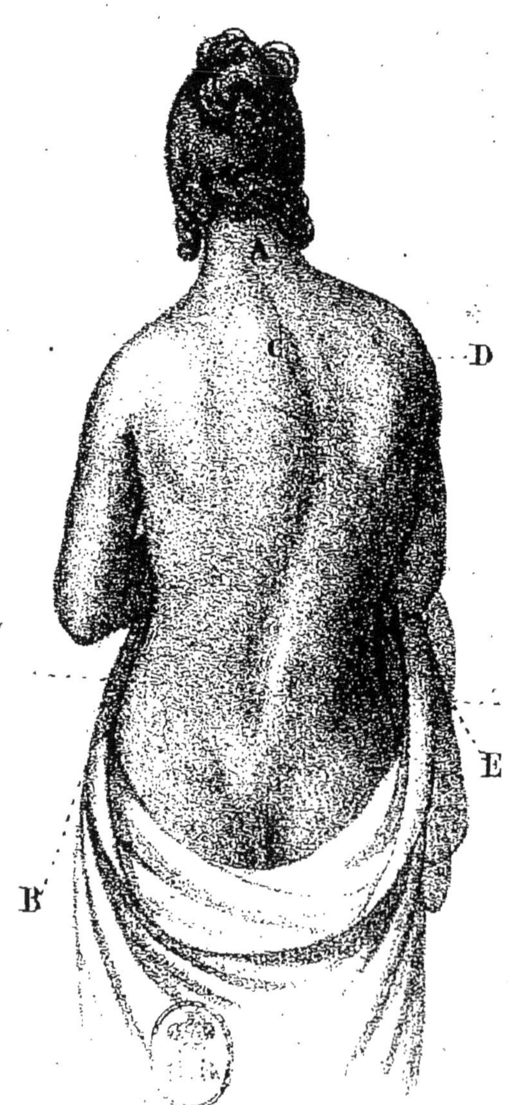

Pl. 2.e
A
C
D
B
E

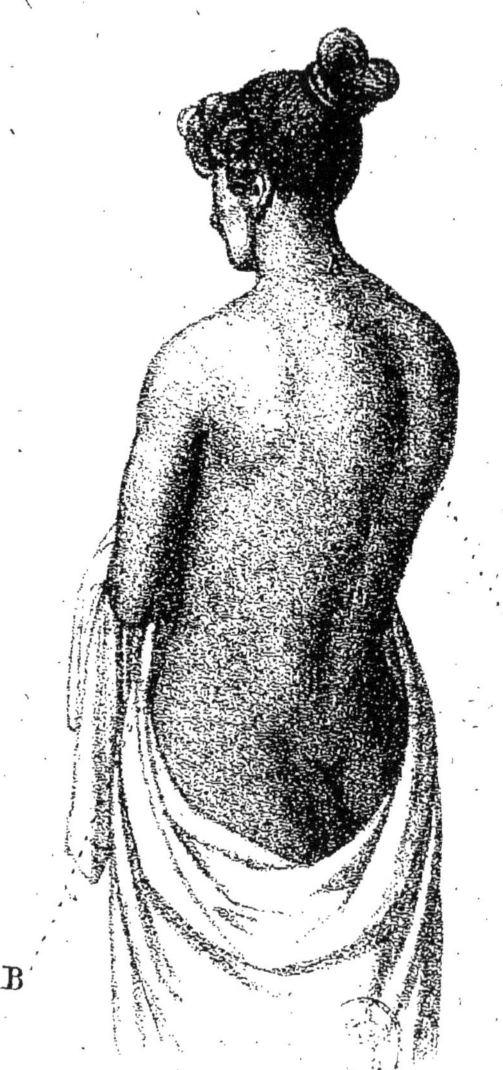

Pl. 3.e
B
C
Lith. de Engelmann.

_Pl. 4.ᵉ_

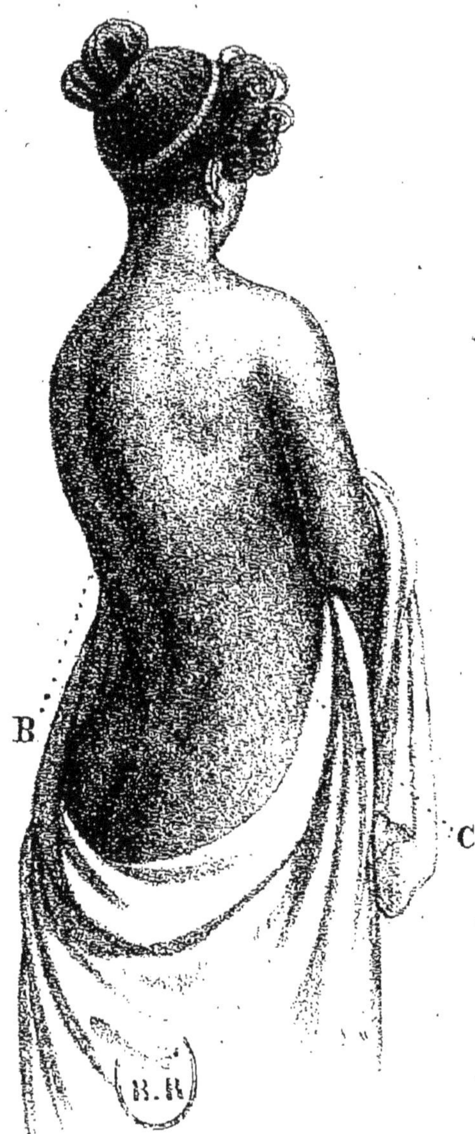

Pl. 5.ᵉ
B
C

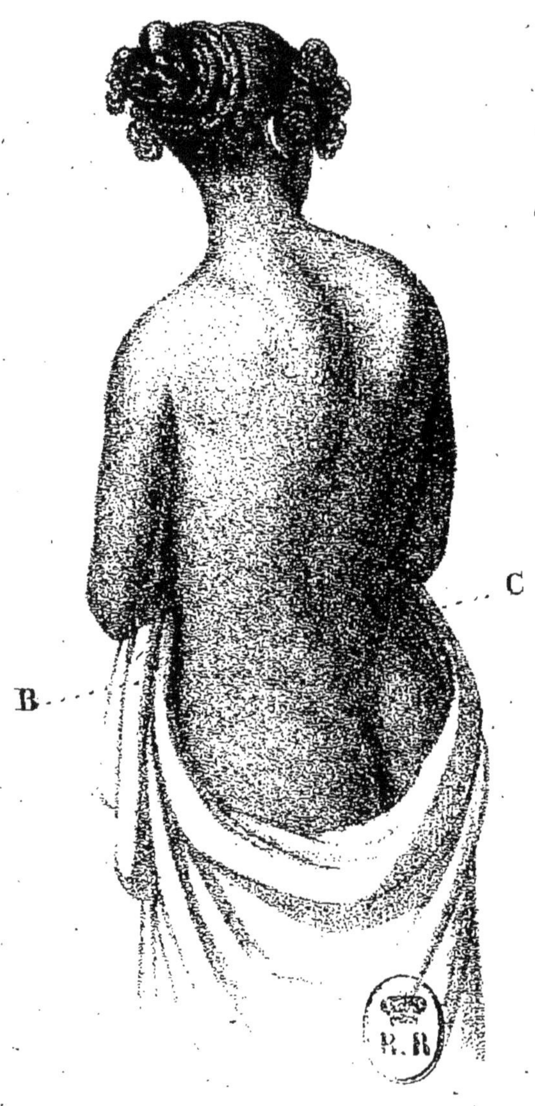
LeBorne del.

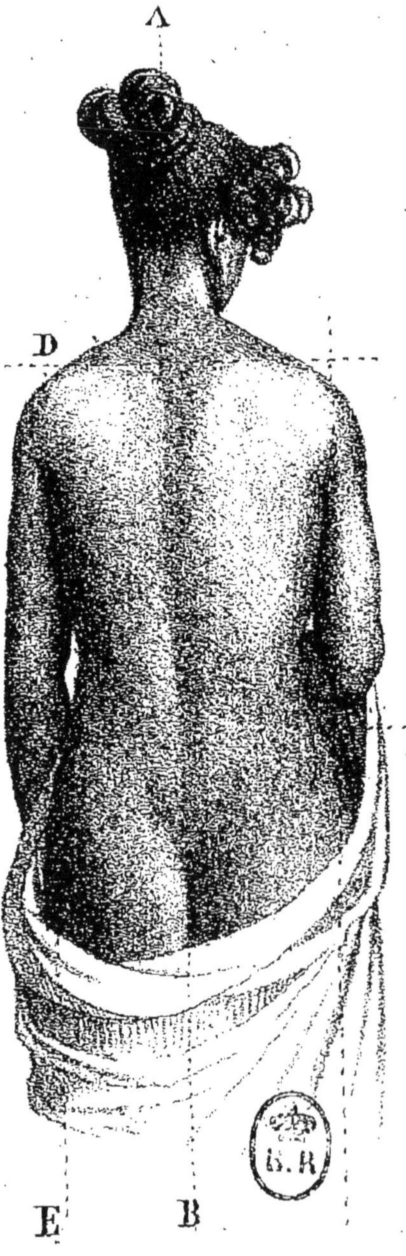

Pl. 6.e
A
D
E
B

www.ingramcontent.com/pod-product-compliance
Ingram Content Group UK Ltd.
Pitfield, Milton Keynes, MK11 3LW, UK
UKHW021924070726
13614UKWH00001B/237